87歳の私が明かす

# 衰《おとろ》えない処方箋

心・体・命をつなぐまるごと健康学

医学博士 帯津良一

青萠堂

# はじめに

本書は「凛として生きる〜ダンディズム」という「和楽」の10年間にわたる連載から抜粋した文章です。
貝原益軒が『養生訓』のなかでいうように幸せな後半生を得るためには、内にダイナミズムを宿し、外にダンディズムを発揮する、という生き方をしなければならないという思いからつけた題名です。ダイナミズムとはH・ベルクソンのいう
生命の躍動（エラン・ヴィタル）
ということです。九鬼周造の『「いき」の構造』（岩波文庫）によれば、粋とは、
垢抜けして張りのある色っぽさ。

ということになります。

垢抜けるとは、何事も最後まで追求すればよいということではなく、どこかであきらめて身を引くことも大切だということで、張りがあるとは、これぞわが道と思えば、とことん追求するということ。そして常に異性の関心を引く色っぽさを備えていたいということです。

ただ一度の人生。内にダイナミズムを宿し、外にダンディズムを発揮して生きてみようではありませんか。そのための具体的な方法とヒントが本書にはいっぱいです。健闘をお祈り申し上げます。

帯津良一

# 目次

## ◆87歳の私が明かす 衰《おとろ》えない処方箋

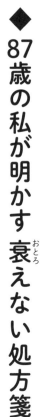

## 第2章 自分の病《やまい》にどう立ち向かうか

## 第4章 だから死ぬのは怖くない 179

# 第1章

# こころ・からだ・いのちをどう愛するか

# 1　健康とはダイナミズム

四年ほど前のことである。ある月刊誌に一年間にわたって、ホリスティック医学（人間まるごとの医学）についての連載を終えて、やれやれこれで無罪放免かといささかほっとしているところへ、もう一年やってほしいという。

えっ？と訝《いぶか》しむ私に、テーマはがらりと変わって、「帯津先生はなぜこんなに元気なのか」でお願いしたいと言う。えっ？と二度目の訝しみとともに、世間はそんなふうに私を見ているのかと初めて感じ入ったものである。

当時の私は74歳。かつて仲間が古稀の祝いをしてくれたとき、そうか俺もいよいよ老人の仲間入りかとちょっぴり思っただけで、あとは全く眼中にない。

医者としての仕事は十年一日の如く熟《こな》しているし、講演のための全国行脚の回数もまったく減らない。晩酌の楽しさも一向に目減りすることなく、酒量はむしろ上がっているのではないだろうか。もちろん休肝日無しの記録も更新中である。

体力の衰えもそれほど感じない。75歳のときの夏に特急列車に乗り遅れそうになって、跨線《こせん》橋《きょう》の階段を駆け上がり駆け下りて、発車ベルの鳴るなかを列車に飛び乗ったことがあった。

余程ダイナミックだったのではないだろうか。そのときの車掌さんの笑顔が忘れられない。77歳のゾロ目のいまも、このくらいの全力疾走ならまったく厭《いと》わない。だから自覚的には健康不安の材料は少しもない。ところが職場の定期検診の結果はいつもこれと裏腹にじつに散々なのである。

四年前の雑誌の企画のときも、まずは、そんなに元気な帯津先生の実情はどうなっているのか全身を調べさせてくれと言う。結果は2勝2敗の五分。特記すべきはつぎの四点であった。

1、加齢とともに認められる小さな無症候性脳梗塞の痕跡がまったく無い。

これは8～9年前から服用しているサプリメント「ナットウキナーゼ」の効果に違いない。ナットウキナーゼには血液をさらさらにする作用がある。尊敬する免疫学者の多田富《ただとみ》雄《お》先生の脳梗塞発作とともに始めた。後にも先にもわが愛用するたった一つのサプリメントである。

2、前立腺が小さい。加齢による肥大がなく少年のそれのようだという。考えてみるとたしかに排尿のトラブルは一切無い。

これは間違いなく豆腐のイソフラボンの効果だ。湯豆腐が好きで夏でも冬でも毎日食べている。最高の晩酌の友だ。

3、ｒＧＴＰが高い。ｒＧＴＰはアルコールによる肝障害の指標である。毎晩しっかりと飲んでいるので、これは仕方がない。私の片腕のような看護婦が採血の前日くらい酒を止めたらどうでしょうと言うから、いや、私はいつも今日が最終と思って生きているのでそれは出来ないと答えている。

4、腹囲１００センチ。Ｌ・コレステロールと中性脂肪が高値で、いわゆるメタボ。敢えて言えばチョイ・メタ。長生きの部類と考えている。

これで2勝2敗。これでは健康とは言えませんね。でも自分では至って健康と思っているのですよ！

なぜかって？病気や傷害が無ければ健康というわけではないのである。健康とはベルクソンのいう「生命の躍動」すなわち心のときめきが必須の条件なのだ。理想の大道を行き尽くせば、ときめきはいくらでも湧いて来る。だから健康なのである。

## 2　ときめいて食べる

医療とは治《なお》しと癒《いや》しの統合である。こんな簡単で自明なことが医療者の間で、いまだコンセンサスになっていないということが不思議でならない。治しとは身体の一部に生じた故障をあたかも器械を修理するかのごとくに直すことで、主《しゅ》として西洋医学がこれを担当している。癒しとは生命《いのち》のエネルギーを上昇させることで、漢方薬、鍼灸《しんきゅう》、気功などの中国医学やホメオパシーやオステオパシーなどのいわゆる代替療法がこれを担当する。そしてこの双方を統合するということは医療者と患者さんがしっかりとした信頼の絆《きずな》で結ばれることが前提になる。

さらに、西洋医学は、ことがんの治療に関しては、手術、放射線、抗がん剤の三大療法であるから、マニュアル化できる。一方、代替療法は世にごまんとあるからとてもマニュアル化できる代物ではない。

そこで戦略会議を開くことになる。患者さんと二人で膝を突き合わせて、治しの方法として何を採用するか、癒しの方法としては何がよいか相談しながら信頼の絆を築くための一助とするのである。

「…がんというこの難局を乗り切るためにいちばん大切なのは心のときめきです。初々《ういうい》しい心さえ失わなければ、誰にだってときめきのチャンスは平等《びょうどう》にやって来ます。とにかくこれをしっかりと物にすることです」

「わかっています。先生のご本で読んでいますので…」と頼《たの》もしい答えが返って来ることもあれば、

「いやぁ、自信がないなぁ。…先生はどういうときにときめきますかぁ?」と逆襲《ぎゃくしゅう》されることも少なくはない。

心のときめきとはダイナミズム、健康の基本中の基本であるから、ゆめ疎《おろそ》かにはできない。つねに推敲《すいこう》して、わが心の引き出しに納めてある。

「私ですかぁ…そうですねぇ。まずは食物でしょうか。…昔、北京の長安街《ちょうあんがい》にある有名な北《ぺ》京飯店《きんはんてん》のなかにある四川《しせん》料理のお店の麻婆豆腐が好きで、よく食べに行ったものですよ。」

ここの麻婆豆腐は、豆腐はやや大振りの正立方体、挽肉《ひきにく》は少なく、豆腐の角に気品が漂っているのである。余程の手練《てだれ》が切ったに違いない。料理人の心意気というものを感じるのである。

よく冷えた茶色の小瓶《こびん》の青島《ちんたお》ビールがよく似合う。

ひところは北京を訪れるとかならず行ったものだが、あるとき、豆腐の角の気品が消えたの

である。それ以来、無沙汰《ぶさた》を決め込んでいる。

「…えぇーと、お蕎麦屋さんのカツ丼ですかねぇ。もともとお蕎麦屋さんで一杯飲むのが好きなんですが、一時間ほどのうちに、瓶ビール一本とそば焼酎のそば湯割りを二杯というところでしょうか。おつまみは刺身に空豆。そして最後にカツ丼で締める。いやぁ、ときめきますねぇ…」

「…長野県の飯綱《いいづな》高原に〝水輪〟というホリスティック・スペースがあるんですよ。ここで、がん患者さんや医療者を対象に一年に四回ほどセミナーを開いているんです。もう十年以上になりますねぇ。ここのステーキが天下一品ですね。肉の選び方から違うようですが、ここのを食べると、ほかでは食べる気になりませんねぇ」

「でも、カツ丼にしてもステーキにしても肉類はよくないとされているのではないですか?」

「なぁに、ときめいて食べれば自然治癒力は弥《いや》が上にも高まりますから、食材《しょくざい》の不利を補って余り有るものがあるのですよ…」

## 3　最後の晩餐こそ　食養生の粋

これまでの人生のなかで、死に対する不安を一切経験したことがないという人はまずいないだろう。がん患者さんとて例外ではない。いや、むしろがん患者さんだからこそ、死に対する不安に嘖《さいな》まれることが多くなる。

そして、この死に対する不安が大きすぎると病気の克服に必要な免疫能や自然治癒力がのびのびと働かなくなる。そこで、この不安を少しでも和らげることが私たち医療者の仕事の半分を占めることになる。

がん治療の現場に身を置いて半世紀。つねにこのことに腐心《ふしん》して来たといっても過言ではない。そのなかで、まさに曙光《しょこう》をもたらしてくれたのが、青木新門《あおきしんもん》さんの著した『納棺夫日記《のうかんふにっき》』（文春文庫）である。

この本と出会って20年、そして青木新門さんと折にふれて杯を酌《く》み交《か》わすようになって20年、いまではわが座右の書となってしまった。繰り返し手に取る中で、時に新しい発見をもたらしてくれるのが座右の書である。

死に直面して不安におののく人を癒すことのできる人は、その人よりも一歩でも二歩でも死に近い処に立つことのできる人であるという件《くだり》に、わが意を得たのはいつのことだったか。

その日から、今日が最後の日と思って生きることにしたのである。そうして見ると、今日が最後だと思って生きている人はそれほど珍しくないことがわかった。映画評論家の淀川長治《よどがわながはる》さん然《しか》り、世界の王貞治《おうさだはる》さん然《しか》り。

今日が最後と思って生きるようになって、どのくらい経《た》った頃だろうか。夕食がキリストの最後の晩餐《ばんさん》に思えて来たのである。わが生涯最大の発見の一つにはちがいない。

一人暮らしの私は週のうちの半分が病院の職員食堂での夕食。あとの半分が外食である。いずれにしても早朝3時半から立ち働いている私は、夕刻の6時頃には完全にその日の仕事は終えている。というより最後の晩餐を恙無《つつがな》く執《と》り行《おこな》うためにスタートラインを上げて来たのである。

時間になると職員食堂へ。片隅のわが指定席の卓上にはすでにその日の献立が並べてある。病院の栄養科の科長の労作《ろうさく》である。すでに30年近い。私の好みから、その日に何を食べたいかも完全に掌握している。

卓上を一瞥《いちべつ》して閃《ひらめ》く。ウイスキーだ！自室にウイスキーを取りに行く。いちばんいいウイスキーを持って来る。最後の晩酌にはいいウイスキーがよく似合う。まずはよく冷えたビールをきゅーっと一杯、一気に飲み干《ほ》す。思わず背筋が伸びる。

二杯目のビールをグラスに注ぎながら卓上をゆっくり眺める。まずはいつもの湯豆腐。めじ鮪《まぐろ》とすずきの刺身。空豆に谷中しょうが。じゃがいもとしらたきの煮付《につけ》。

いやぁ、最後の晩餐には十分にふさわしい。

胸にある種の覚悟が生まれる。毎晩食べているのに湯豆腐が旨い。めじ鮪も季節感があってじつに旨い。ビールを終えて、いよいよウイスキーに移る。ロックグラスに琥珀色《こはくいろ》の液体がこんこんと音をたてて注がれるとき、覚悟がときめきに変わる。

給仕をしてくれる科長と二人だけのこともあるが、一日共に働いてくれた同僚が加わることもある。いずれにしても時間は淡々と過ぎていく。今日の御飯は何ですか?今日はにんじん御飯ですよ。ここでときめきは最高潮に達する。

いつの頃から、最後の晩酌こそ食養生の粋と思うようになった。

それにしてもキリストの最後の晩餐はいつのことだったのか。しらべてみた。諸説紛紛《しょせつふんぷん》なるも、西暦33年4月1日の水曜日らしい。遠い遠い昔のことだ。

## 4　太極拳の熱気を病棟へ

攻めの養生を推進する最大の要因はときめきであり、なかんずく食のときめきについてはこれまで書いてきた。もちろんときめきは食以外にもたくさんある。よく患者さんに自然治癒力を喚起《かんき》するためには折にふれてときめいてくださいよと発破《はっぱ》を掛ける。

「わかってます」と頼《たの》もしい言葉が返って来ることもあれば、「いやぁ、そう言ったって無理ですよぉ」と慨嘆《がいたん》の声を上げる人もいる。なかには「…先生はどういうときにときめきますかぁ？」と逆襲《ぎゃくしゅう》してくる人もある。

この問いには誠心誠意《せいしんせいい》答えなければならないのは言うまでもない。だから、いくつかのときめきの種子《しゅし》はいつでも出せるようにわが心の引出しに納《おさ》めている。その一つがじつは太極拳《たいきょくけん》なのだ。

まずは私と太極拳との因縁《いんねん》について語ってみたい。私が都立駒込病院に赴任して間もなく、家内の稚子《わかこ》が頭痛やら肩こりやらのいわゆる不定愁訴《ふていしゅうそ》を口にするようになった。四十歳台の前半だから更年期障害と決め付けてもよかったが、とりあえずは一通《ひととお》りの検査を受けさせた。

何も出て来ない。

当時はまだ漢方薬には手を染めていないので加味逍遙散《かみしょうようさん》という知恵《ちえ》は出て来ない。あれこれ思案《しあん》をめぐらせながら、そうだ！太極拳でもやらせようと突然閃《ひらめ》いたのである。さっそく懇意《こんい》にしている某製薬会社のプロパーさんに頼んでお茶の水駅の近くの楊名時《ようめいじ》先生の教室に入会の手続きをとったというわけである。

家内に話したところ、さして心を動かされたという風情《ふぜい》ではなかったが、それでも出かけて行った。もともと運動神経の鈍《にぶ》い彼女である。そのうち止《や》めるのではないかと内心思っていたところ、一向にその気配はない。それどころか日を追って興味が募《つの》っていく様子なのだ。

一方、中西医結合によるがん治療を旗印にかかげた病院を開いて、気功をその中心に据《す》えてみたものの当時はまだ気功の知名度は至って低い。期待を込めて院内に併設した気功道場は毎日、かんこ鳥が鳴いている始末《しまつ》。

そこで一計を案《あん》じたのである。家内に太極拳の教室を開かせたのだ。名付けて「三学修養会《さんがくしゅうようかい》」。

「三学」とは佐藤一斎《さとういっさい》の『言志四録《げんししろく》』にある。

少《しょう》にして学べば、則《すなわ》ち壮《そう》にして為《な》すこと有り。

壮《そう》にして学べば、則ち老《お》いて衰《おとろ》えず。

老《お》いて学べば、則ち死《し》して朽《く》ちず。

という文章に陽明学者《ようめいがくしゃ》の安岡正篤《やすおかまさひろ》先生が「三学」と銘《めい》を打っているのを借用したのである。

この一計は見事に当たった。私の中学の同窓生やら家内の知人、それに健康に関心のある人々などが一気に道場を埋め尽くした。この熱気《ねっき》をなんとか病棟にも持ち込んでやろうと思ったのである。

病院は消燈《しょうとう》が早い。朝はどうしても日頃《ひごろ》より早く目覚める。だから早朝から入院患者さんたちは手持無沙汰《てもちぶさた》な様子でうろうろしている。ここに太極拳の熱気を持ち込んでやろうと思ったのである。家内に早朝のクラスを提案してみた。

家庭の仕事があるから駄目だと言う。そこで私自身がやることにしたのである。

それまで太極拳は門外漢《もんがいかん》である。ただ、学生時代に空手部に所属《しょぞく》していたので、太極拳の動作の意味はいちいち理解できる。半日もあれば一通りの順序は覚えられるだろうということで日曜日の午後四時間ほど家内から特訓をうけ、翌朝には患者さんを集めて教え出したのだから、いま思うと汗顔《かんがん》の至りである。やがて楊名時先生とのめくるめくような日々がやって来るのである。

## 5　太極拳のダンディズム

家内から手ほどきを受けただけの至って未熟な太極拳ではあったが、患者さんの間での人気は侮りがたいものがあり、毎朝それなりに賑いを見せはじめる。

それでもこれでよいと思ってやっていたわけではない。それは太極拳の奥の深さをそれなりに知っていたからである。当初は、太極拳にしてもその他の気功にしても院内の道場でこつこつとやっていけばよい。敢《あ》えて院外との交流を積極的に求めることはないと考えていた。

しかし、ひょんなことから第二回上海国際気功シンポジウムに出席したのがきっかけで上海との交流が始まる。当然のことながら、上海市立気功研究所を訪れる機会が増えて来る。当時の研究所はまさに梁山泊で一騎当千《いっきとうせん》の気功師で溢れていた。

少し親しくなると例外なく、俺の気功を見てくれないかと話しかけて来る。誰も彼も卓越した技倆《ぎりょう》の持ち主で観るものを十分に楽しませてくれるが、なかには感動すること頻《しき》りといった名人もいる。

そうした名人たちに経験《けいけん》年数を問うと、異口同音《いくどうおん》に、40年という答えが返って来る。そうか気功というものは40年やらないと駄目なのだという思いが高じていったのである。なかでも太極拳がいちばん難しいだろう。だから病院の三学修養会のメンバーには、黙《だま》って40年やること、つべこべ言うのは40年過ぎてからと言い渡したものである。

誰よりもそのことを肝に銘じていたのは私自身である。だから決してあせらない。なあに死ぬまでに少し形になっていけばよいだろう。観る人を感動させるのは死んでからだなどと嘯《うそぶ》いていたものである。

それとは別に楊名時先生との師弟の交流も深まっていく。自慢ではないが先生から太極拳を教えていただいたことはない。ただ酒を酌み交わしていただけである。何も特別の話をするわけではない。たわい無い話をしているのである。少なくとも他人の悪口やテレビや新聞を賑わせている事件の話が登場することはない。時に酒仙李白《りはく》や白居易《はくきょい》はどんな話をしながら杯を交わしていたのだろうかとふと思ってみたりする。

そして、まちがいなく言えることは飲むほどに酔うほどに二人の共有する空間の、つまり先生の居間のエネルギー、いや生命力と言うべきか、が上昇して来るということだ。これは先生の天性のものがもたらすものか、あるいは永い間の太極拳研鑽《けんさん》によって到達された境地が生み出すものか。おそらく両者の統合されたものなのだろう。私はここに太極拳の※ダンディズムを感じ取ったのである。

話は変わってもう一つのダンディズム。私の朝は早い。午前2時半に起床、3時に迎えのタクシーに乗車、3時半に病院に入る。それから山積する仕事を片端《かたはし》から片付けていく。すべてがきわめて能率よく進捗《しんちょく》して行く。これぞ朝のダイナミズムによるものか。

二時間ほどすると一息入れたくなる。仕事を中断して院内の道場へ。誰もいない道場にはもう清新《せいしん》の気が漲《みなぎ》っている。神棚に二拍二礼のあと、太極拳を舞う。一回だけだ。すぐに終る。まさに一期一会の太極拳。終って自然体に還《かえ》る頃、大いなる喜びに包まれている自分を発見するのである。

これは太極拳の套路《とおろ》によるものとやがて気付く。套路とは太極拳のあの連綿《れんめん》と続く動き。まさに李白の

君見ずや　黄河《こうが》の水　天上《てんじょう》より来たり
奔流《ほんりゅう》して海に到りて復《ま》た回《かえ》らざるを。

ここに私は大河の流れのダイナミズムを超えたダンディズムを感じるのである。

※「ダンディズムとは」＝九鬼周造著『「いき」の構造』（岩波書店　昭和5年）より注釈。
たとえばダンディズムと呼ばるる意味は、その具体的になる意識層の全範囲に亙って

果して「いき」と同様の行動を示し、同様の薫と同様の色合とをもっているであろうか。〈中略〉そうして、ボードレール自身の説明によれば、『ダンディズムは頽廃期《たいはいき》における英雄主義の最後の光であって……熱が無く、憂愁にみちて、傾く日のように壮美である』。かようにダンディズムは「いき」に類似した構造を持っているに相違ない。帯津流にいえばダイナミズムを内奥に秘めて顕れる人間性であるというべきか。

## 6　締切りが近付くときめき

『養生訓』を著した貝原益軒が逝去したのが1714年。その四年前の1710年に生を享《う》け、益軒にきわめて近い生き方をした人に神沢杜口《かんざわとこう》という人がいる。江戸時代を知る第一級の史料といわれる見聞記『翁草《おきなぐさ》』二百巻の著者である。

彼は益軒の説く「いき」な生き方をそのまま実践する。彼の果たした「いき」な生き方とはいかなるものか。その一端を、貝原益軒研究の第一人者立川昭二《たつかわしょうじ》先生の著作から紹介したい。

(NHK人間講座『養生訓の世界』(NHK出版))

杜口は44歳のとき妻に先立たれると、末娘が婿養子をとって家を継ぎ、孫を儲《もう》けるが、あえて独り暮らしを選ぶ。理由は「子孫との紲《きずな》を断《た》て、折々毎に逢《あい》見れば、遠いが花の香《かおり》にて、互にうれしき心地ぞする」。うん、わかるわかる。

そのあとが転居のすすめと借家《しゃくや》のすすめである。その理由は「…我身さへかりの世に、自の家、他の家という差別あるべきや。…仮の世は、かりの栖《すみか》こそよけれ」。

なんたるすがすがしさ。一陣の清風《せいふう》に吹かれる思いがある。

さらに彼は田舎暮らしでなく都会暮らしを選ぶ。つまり市井《しせい》の人たらんとするのである。よく定年退職のあと田舎暮らしを選ぶ人の話を耳にするが、歩いて行けるところに居酒屋さんやお蕎麦《そば》屋さんのある市井の生活の方が私にとってははるかに魅力的だ。

そして杜口《とこう》は市井での日々の見聞をせっせと記《しる》していく。その結果、死ぬまで四十数年間で『翁草』の大著をはじめ、厖大《ぼうだい》な著作を物にしたのである。

このことが大いなるときめきの源泉になっていたことは否めない。そして85歳という長寿の

貝原益軒や神沢杜口とはくらぶべくもないが、私もいつも原稿の締切りに追われている。ありがたいことに途切れることなく原稿の依頼が舞い込んでくるのである。小は本の帯の推薦文《すいせんぶん》から大は単行本まで長さもいろいろなら、連載も何本かかかえている。

『病院で死ぬということ』の山崎章郎《やまざきふみお》さんや『ぼくが医者をやめた理由』の永井明《ながいあきら》さんのような文才に恵まれているわけではないので、書き出すまではいささか気が重い。エンジンがかかるのに少し手間取るのだ。

しかし、書き進めるうちに次第にエンジンの音が軽やかになって来て、折り返し地点にさしかかる頃になると心がときめいて来るのである。まっさらな原稿用紙に向かうのがうれしくなって来るのである。それも締切りが迫れば迫るほど、心の高揚の振幅《しんぷく》が大きくなって来るのである。だから原稿の依頼は原則として断《ことわ》ったことがない。

そもそも原稿の締切りには心のときめきという魔物《まもの》が住んでいるようだ。がんの宣告をうけてから逝《い》くまでの一年間の心の軌跡を綴った、ニューヨークの文芸評論家アナトール・ブロイヤードの『癌とたわむれて』(晶文社)をご存知だろうか。

「…医師に前立腺癌だと告げられたとき、なにか救いのようなものを感じた。心の高揚さえ覚えた。突然、空気のなかに危機の気配がみなぎったようだった。

……………………

いよいよ時が来た、ついに本物の締切りを設けられた、と思った。

時間はもはや無害退屈なものではなくなった。なにものも、もはや、さり気ないものではなくなった。生きること自体に締切りがあるのだ。」

ある種のダンディズムを感じるではないか。それにしても益軒先生や杜口先生の時代にも締切りがあったのだろうか。

## 7　漱石の味わい深きダイナミズム

もうずいぶんと前のことだが、行きつけのお蕎麦屋さんで、日曜日の昼下り、一人杯を傾けていると、斜め前の席でやはり一人で杯を傾けている男がいる。年恰好《としかっこう》も私とどっこいどっこいだ。

失礼のないようにちらっちらっと眺めていると向こうも同じようにこちらにちらっちらっと視線を向ける。それにしてもどこかで見た顔だなと思っていると突然閃く。かつての小学校の級友ではないか。もう何十年も会ってはいない。

指をさしながら、

「おっおい！佐藤《さとう》ではないか」

同時に彼も私に向かって指を差しながら、

「おっおい！帯津ではないか」と来た。

最近、奥さんを亡くしたと言う。ある日曜日の午後、自宅で二人でテレビを見ていたところ、

「うっ！」と言った切りで事切れたという。

「いやぁ…さびしいもんだよ。せめて一言、ありがとうとかさようならって言ってもらいたかったよぉ…」

わかる、わかる。私もがん治療の現場で多くの方々の旅立ちにお付き合いしながら、自分が逝くときは、少しでいいから時間が欲しいなと思うようになっていた。しばらく会っていない人に会ったり、一度は行きたいと思いながら果たせなかった所を訪れたり、大著《たいちょ》なるが故に読みたくてもなかなかかなわなかった本をじっくり読んだりしてみたいと思ったのである。

だから心筋梗塞や脳幹部出血《のうかんぶしゅっけつ》で、佐藤君の奥さんのように一瞬で死んでしまうのはごめんだと思っていたのである。ということになるとやはりがんがいいかと。

たしかに、私はがんで死にたいという発言をメディアを通じてよく目にしたり耳に聴くことがあるが、がん患者さんの苦しみやかなしみを知っている私としては絶対に口にしてはいけな

い言葉だった。

そこで、がんで死にたいという言葉はしっかりと腹の内に納めて、死ぬ前に読む本を少しずつ買い集めていた。大分昔のことなのでどんな本が集められたかまったく記憶にないが、予備学校での講義のあとの酒席でこのことに話が及び、「…オズワルド・シュペングラーの『西洋の没落《ぼつらく》』、マルセル・プルーストの『失われた時を求めて』…」と来たところで、「小論文《しょうろんぶん》」の先生が、「それって、死ぬ前に読む本かなぁ…」と苦笑されたことは鮮かに憶えている。

ところで私の医学生時代は、ようやく大戦の痛手《いたで》も癒えて人々の胸に希望の明かりがともりはじめた昭和30年代の前半。司馬遼太郎さんの『坂の上の雲』の時代に匹敵する佳き時代だった。

ということで夏目漱石の作品を次々と読んでいく。『三四郎』などは年令も境遇もぴたりというこもあって繰り返し読んだものである。そして後年になって『野分《のわき》』に再会する。

「白井道太《しらいどうた》は文学者である」という一行ではじまる『野分』の主人公がある演説会で若者たちに向かって檄《げき》を飛《と》ばす件《くだり》がある。

「…理想の大道《だいどう》を行く尽して、途上に斃《たお》れる刹那《せつな》に、わが過去を一瞥《いちべつ》のうちに縮み得て始めて合点《がってん》が行くのである」そうかなんで死のうと同じことなのだ。そして『漱石書簡集』に「私は意識が生のすべてであると考えるが、同じ意識が私の全部とは思わない。死んでも自分はある。しかも本来の自分に死んで始めて還れるのだと考えている」

ここに漱石のダンディズムがある。

## 8　心に染《し》みる　粋《いき》な計《はか》らい

札幌にあるＩ内科消化器内科クリニックの開院5周年記念講演会に招かれた。所長は消化器内科医のＫ先生。私よりは大分《だいぶ》若い。それに普通のクリニックではない。統合医学《とうごういがく》を標榜《ひょうぼう》するクリニックである。

統合医学とは西洋医学に代表される〝治し〟の医学と各種代替療法の〝癒し〟の医学を統合するのである。治しの対象は身体。身体の一部に生じた故障をあたかも機械を修理するように直すのである。一方、癒しの対象は心と生命。生命とは内なる生命場のエネルギー。心とは刻々と躍動する生命場の状態が脳細胞を通して外部に表現されたものとするならば、どちらもその主体は生命場のエネルギー。下降したエネルギーを回復したり、更に上昇させるのが癒しである。

ところでがんのような病気は身体だけの病ではなく、心にも生命にも深くかかわる病である。だから、主として身体を対象とする西洋医学だけでは手を焼くのは当然なのだ。ここはどうでも統合医学をもってこれに当たらなければならないのだ。

こんな簡単なことが医療現場ではなかなか理解されないのである。だから統合医学はいまだに少数派。その少数派に敢然と挑んだのがK先生。その経緯はこうである。まず初対面は長野県は飯綱高原《いいづなこうげん》のホリスティックスペースで開かれる「養生塾《ようじょうじゅく》」。

ここにがん治療中の奥さまといっしょに参加したのである。養生塾は年に6回ほど、2泊3日の行程で開かれる。対象はがん患者さんとそのご家族、医療者など。私の講演、気功の実習、車座《くるまざ》交流会などが繰り広げられる。ここでのご主人の研《けん》さんの作る食事がまた格別だ。地元でとれる山菜《さんさい》、自然農法《しぜんのうほう》による野菜、そして旬の魚介類、玄米御飯などが満載だ。おまけに私だけ別室で研さん自慢《じまん》のステーキにあずかるというご愛敬《あいきょう》まで付いている。

ここの3日間でK先生は統合医学に目覚めたと言う。さっそく統合医学によるがん治療を旗印にかかげたクリニックの開設に向かって着手する。一方、奥さまは奥さまで、私の病院に入院して気功をはじめさまざまな代替療法《だいたいりょうほう》を経験。きれいな上にあくまでも明るい奥さんである。

やがて奥さまの訃報《ふほう》が入る。その後まもなく、クリニックの開設のお知らせとともに私に記念講演の依頼である。喜んで引き受け指示されたとおりの行程を踏んで前夜、札幌市内のホテルに。ホテル内のバーで再会。

「何をお飲みになりますか?」

「…そうですねぇ、『余市《よいち》』のロックをいただきましょうか…」

スコットランドはグラスゴウでのホメオパシーの研修以来、すっかりシングルモルト党になってしまった私としては当然の選択である。ビールは地元で飲むべしといわれているがウイスキーもそうなのだろうか。この夜の余市は格別であった。

新しくて瀟洒《しょうしゃ》なクリニックの3階にある多目的ホールはいっぱいの人だ。

私の講演のあと医師であるとともにプロのピアニストの先生の演奏があったこと以外は何も憶えていない。その後、何事もなく5年の歳月が流れ、今回の記念講演である。

多目的ホールは前回にも増していっぱいの人だ。しかもホールと人が一体となっている。5年の歳月の然《しか》らしめるところだろう。この一体感に背を押されるようにして、講演にも力が入る。

同じ道を歩む者としてK先生の5年間の苦労が身に沁《し》みる。その上、再び私に白羽の矢を立ててくれた彼の粋な計らいが心に染《し》みるのだ。ああ生きていてよかった。これもダンディズムのうちか。

## 9　鎌田茂雄先生のダンディズム

東京は谷中にある臨済宗《りんざいしゅう》の名刹《めいさつ》「全生庵《ぜんしょうあん》」で「仏教清風《せいふう》講座」なるものが開かれている。原則として第一土曜日と第三土曜日の午後。かつて私もここの講師を務めていたことがある。仏教の先生の法話《ほうわ》のあと、私が呼吸法を中心に健康にまつわる話をするのである。法話のあとすぐに私が話を始めなければならないので、法話の終る前に会場である本堂に入ることはしていた。入口で演壇《えんだん》に向かって一礼してそっと最後部の席につくのである。ところが演者はこれが手に取るように分かるのだ。

その演者の一人に鎌田茂雄《かまたしげお》先生がいらした。仏教史がご専門で華厳経《けごんきょう》の研究で名高い先生である。華厳経といえば「一即多《いっそくた》、多即一《たそくいち》（すべてのなかにそれぞれがあり、それぞれのなかにすべてがある）」の世界である。わかるわからないはともかくも、虚空の中の人間まるごとととらえるホリスティック医学を目指す者として避けては通れない世界ではある。

だから鎌田先生のお話には殊更関心を抱いていた。先生のほうでもそれがわかるのか、私が席に着くやいなや話題を変えるのである。たとえば、

「…華厳経というのはたしかに難しいですねぇ。一朝一夕にはなかなか理解できません。…ただ、これがわかるのは大病をした人ですよ…。だから大病することもあながち悪いことでもないんですよ。むしろみだりに健康法を説くほうが、よほど悪いですよぉ…」

といった具合にである。いつも一瞬ぎょっとするが、次の瞬間、なにか温かい親愛の情に包まれるのである。

終って本堂の入口に向かう先生と代わって登壇すべく演壇に向かう私とがきまってご本尊さまの前で擦《す》れ違うことになる。ここがまた真剣勝負だ。目と目が合った途端、一礼するわけですが、これが先生じつに素早い。はっと気づいたときは先生の頭頂部《とうちょうぶ》が私の胸元《むなもと》に。さすがは合気道の達人。白刃一閃《はくじんいっせん》、斬られるのは私のほうだ。

さらにこの瞬間に時に応じて先生からの提案が発射される。

「先生、対談本をつくりたいと思います。あとで連絡します」

といった調子である。

週明けには連絡が入る。お互いに忙しい身、一日で済ませたいと。すぐに出版元となる春秋社《しゅんじゅうしゃ》さんから連絡が入り、日程の調整。

朝の九時開始ということで、八時半に春秋社さんの応接室に入ると、先生ご自身が笑顔で迎えてくれる。元来性急な性分である私よりも常に先生のほうが早いのだ。編集部の面々が席についてて九時きっかりにスタート。

先生は力強くかつ滔滔《とうとう》と語りつづける。まるで疲れを知らない大河の流れのようだ。正午近くに鰻重《うなじゅう》を食べただけで昼休みもとらずに午後二時半に終了。

おっ、予定より大分はやい。これなら合気道の稽古に間に合うわいと先生は大股に去って行く。先生との一杯を期待していた私は見事に肩透《かたす》かしを食わされた形だ。題して『〈気〉と呼吸法』、1999年の刊行である。

また、ご本尊さまの前、続編をつくりましょうと言う。また春秋社の応接室。九時きっかりに始めて、この日は午後四時まで。終って近くの中華料理店に。

鎌田先生体調がすぐれないので、今日は赤ワインを一杯という。これをさっと飲み干すと白ワインを一杯。次はまた赤ワイン。赤白赤白と祝事《しゅくこと》の幔幕《まんまく》のような飲み方で七・八杯。若い時花街《はなまち》の用心棒をしていたことを彷彿《ほうふつ》とさせる性根《しょうね》のすわった飲み方だ。

題して『気の鍛錬《たんれん》』（春秋社）。刊行は２００４年であった。

## 10　あの小気味好《こきみよ》さにまた会いたい

第10回を迎えた『「場」の養生塾・群馬』が先日開催された。二日目の講演会場はいつもの「たまごホール」（高崎市）である。10周年を記念してのゲスト・スピーカーには古い友人の青《あお》木新門《きしんもん》さんをお迎えした。

富山市在住の詩人《しじん》である。名著『納棺夫日記《のうかんふにっき》』（文春文庫）の著者として名高い。さらにこれを原作とする映画『おくりびと』がアカデミー賞のうちの何かの賞をいただいて、一躍、その勇名を全国に轟《とどろ》かすことになった。

納棺夫とは文字通り、遺体《いたい》をきれいにして衣服を着せお棺に納める人のことをいう。正式の名称ではないので辞書にはない。かつてはご近所の若《わか》い衆《しゅう》がこの任にあたったものだが、現在では葬儀社《そうぎしゃ》の仕事のうちにある。

詩人だけでは食《く》えないので居酒屋《いざかや》を開《ひら》くが、これが武士の商法。またたく間に倒産の憂《う》き目に会い、新聞広告を頼りに葬儀社に就職。行きがかり上、納棺夫の役をこなすことになり、10年間で2000体の遺体に接し、死に対する洞察を深めていったという。その見事な結実《けつじつ》が『納棺夫日記』(文春文庫 1996年)である。

もう20年くらい前のことではあるが、都心の有楽町《ゆうらくちょう》で講演したことがある。有楽町というのがいかにも珍しいのでよく憶えているのだが、数日して新潟県在住の方からの手紙である。あなたの考え方とこの本の主張するところに共通点が多いのでといって、『納棺夫日記』が一冊添《そ》えてある。

一気に読んで、新門さんと会いたくなった。新潟の人に礼状を認《したた》めながら、新門さんに伝えて欲しい、上京《じょうきょう》の折あらば少し足を伸ばして川越にお立ち寄りいただきたいと。

二週間ほどして二人して川越に現われた。何か東京にご用事でも?と問うたところ、いえ先生にお会いしたくてやって来ましたと言う。川越市内のホテルを取ってあるので、今夜はゆっくり飲みましょうと来た。

その夜はホテルの近くの古くから馴染《なじ》みの割烹《かっぽう》店で遅くまで痛飲《つういん》。一晩で肝胆相照《かんたんあいて》らす仲になってしまった。それまでに私には詩人の友人というものはなかった。私自身がきわめて散文《さんぶん》的《てき》な人間だから仕方がない。しかし新門さんはさすがに詩人である。語彙《ごい》が豊富で、なにかわからないが煌《きら》めいている。話していてじつに楽しい。

さっそく、院内の朝礼のときに『納棺夫日記』を紹介した。なかでも特にすすめたのは次の一節である。

末期患者には激励《げきれい》は酷《こく》で、善意はかなしい。説法《せっぽう》も言葉も要らないのだ。きれいな青空のような瞳をした、透《す》き通《とお》った風のような人が側《そば》に居るだけでいい。

医療のなかに永らく忘れられて来た温《ぬく》もりを取り戻すにはこれだけでいいのである。じつに簡単なことではないか。反応は即座に現われた。なんとY総師長《そうしちょう》がその日のうちに『納棺夫日記』を50冊買い求めて、看護科の職員全員に配《くば》ったのである。小気味好いとはこのことだ。

Y総師長にはもともとこういうところがある。

その後たしかに少なくとも看護科の空気に変化が現われたような気がした。病院の〝場〟のエネルギーつまり生命力が向上したにちがいない。しかし、一高の寮歌《りょうか》ではないが、

星霜《せいそう》移り人は去り、
舵《かじ》とる水夫《かこ》は変るとも

である。ふたたびあの小気味好さに出会いたいものである。その気配はすでに有る。久しぶりに見る新門さんは髭《ひげ》の白さが昔より目立つだけで、その風貌《ふうぼう》はほとんど変わらない。酒の飲みっ振りも昔のままだ。そして何よりも相変わらずの詩人である。話が煌めいている。

## 11「歯切れの悪さ」は現場医療の証《あか》し

英語が苦手である。とはいっても英語で書かれた医学書なら斜《なな》めに読める。高校時代、平均点25点という難解な英文解釈《かいしゃく》の試験で75点を取って担当の教師から誉められたことがあるくらいだ。

苦手なのは聴いて喋《しゃべ》る英語である。私たちの世代の英語教育にはこの聴いたり喋ったりの英語は入ってはいなかった上に、シャイで音痴《おんち》という形質がこれに輪をかけた。

それに持って生まれた反骨精神である。当時は若い医師であれば猫も杓子《しゃくし》も一年ないしは二年くらいの研究生活を求めてアメリカに留学していったものだ。アメリカの医学研究がそれだけ盛んで人を求めていたということと、たとえ臨床《りんしょう》でなく研究であってもアメリカ帰《がえ》りとなれば箔がつくというものだ。

もともと一介の町医者を目指していた私は毅然としてこの風潮を拒んだものである。したがって英会話のチャンスにはまったく恵《めぐ》まれず、それだけに英語圏《けん》の国籍《こくせき》を持つ友人となるときわめて少ない。しかも肝胆相照《かんたんあいて》らすほどの仲ということになると、がんの心理療法で一世《いっせい》を風靡《ふうび》したアメリカのカール・サイモントンさんだけである。

サイモントンさんとの出会いは20年前、がんコンベンションの会場の近くのホテル内のレストランであった。がんコンベンションというのはアメリカ・がんコントロール協会日本支部が年一回開催するがんの代替療法《だいたいりょうほう》をテーマにした講演会である。二日間で10人の演者が登場する。第一回が1994年。今年が第21回、年一回とはいえ、大きな会場がいつも超満員《まんいん》という人気の講演会である。21年間一度も休まず登壇しているのは私だけという。身に余る光栄とはこのことだ。

第一回と同様、第二回も私がトップバッターの役を果たして壇上から下りて来ると、主催者のM支部長が待っていて、

「先生、サイモントン博士とお会いしたいでしょう?」と問いかけて来た。

サイモントンさんが登場することはあらかじめわかっていた。すでに私の病院ではがんの心

理療法を取り入れていた。しかもその基調はサイモントン療法である。そのことを知ってのMさんの好意にちがいない。しかし、私自身は苦手の英語圏ではある。サイモントンさんにお会いしたいとはこれっぽっちも思っていない。

「……えぇ、まあ……」と言葉を濁《にご》すが通じない。

「そう思って隣のホテルのレストランを予約しておきました。そこでサイモントンさんといっしょに昼食をとって下さい。……通訳さんも用意してあります……」

余計なことをしてくれるなぁと内心ぼやきながら隣のホテルへと向かう。ところが案《あん》に相違《そうい》して、一気に打《う》ち解《と》けて肝胆相照《かんたんあいて》らす仲となる。まずは彼が生ビールを注文したことだ。私も出先《でさき》での食事のときは朝も昼も生ビールときめている。おっ！やるなあと親しみが沸く。

少し話してみて気がついた。サイモントンさんの話は総《そう》じて歯切《はぎ》れが悪いのである。これは彼が現場で苦労している証拠である。がん治療のような先の見えない世界に身を置いていると、恐《こわ》くて物事を断定《だんてい》することが出来なくなるのだ。

その上、ああ、この人も苦労しているのだなあと思いながら、彼の灰色の瞳《ひとみ》にかなしみが宿っているのに気づく。いっぺんに彼のことを好きになってしまった。

「どうです？川越で鰻《うなぎ》で一杯は？」

「うん。箱根をキャンセルして伺いましょう」
こうして鰻重《うなじゅう》と熱燗《あつかん》の付き合いが始まる。

## 12　光の世界のなかの二人

まだ十分に暑い八月の最後の日曜日、九州は福岡市にある福銀《ふくぎん》ホールで、NPO法人がんを学ぶ青葉《あおば》の会の設立12周年記念講演会が開かれた。前半は「まぁるく生きる」というテーマでの私の講演。後半は昇幹夫《のぼりみきお》さん（日本笑い学会副会長、医師）と春名伸司《はるなしんじ》さん（がんの語《かた》り部《べ》、公務員）のお二人が加わってシンポジウムという構成である。

青葉の会とは文字通り、がんについて学びながら、がん克服という共通の目標に向かって互に切磋琢磨《せっさたくま》する患者さんたちの会で設立12年にして、すでに290人の会員を擁《よう》している。

代表をつとめるのは松尾倶子《まつおともこ》さんという70歳がらみの色白の美人。口数《くちかず》こそ決して多くはないが、じつに勇猛果敢《ゆうもうかかん》な女性ではある。第一にフットワークがいい。私が行くところ予告もなしに現われる。四月に大分県の湯布院《ゆふいん》の養生塾に現われたあと、六月には札幌の養生塾にという具合にである。

いまでは肝胆相照《かんたんあいて》らす仲と言っても過言ではないが、それにしては彼女がおよそ20年前に胃がんの手術を受けているということぐらいしか知らなかった。

ところが12周年の記念の一環として、彼女の編著《へんちょ》による、いわば青葉の会史ともいうべき本が上梓《じょうし》されることになり、彼女と私の対談がその本の一隅《いちぐう》を占《し》めることになったのである。

当然のことながら、いままで知らなかった彼女の病の経緯が明らかになって来る。

彼女の貴重な体験のなかに、生命を生命たらしめている大いなるいのちの場の働きを垣間見《かいまみ》て感動を禁じ得なかったので、その一端《いったん》を紹介してその感動を皆さんと共有したいと思う。

ごく軽い気持ちで受けた胃の検査の結果が悪く内科から外科にまわされる。初めて会う外科医はデータを見ながら

「残念です。スキルス性胃がんの上に腹膜播種《ふくまくはしゅ》の可能性があります。このままですと、…余命は半年、いや、五ヶ月というところかな…」と言う。

彼女はこの言葉に一旦は動顛《どうてん》するも、いきなりここまで言う医師に怒りを覚《おぼ》える。

しかし私はこの先生にお世話になるのだからと言いたいことを言うのをやめて

「わかりました。それではよろしくお願いします」と別れたという。仙台出身の彼女に葉隠《はがくれ》

の武士道《ぶしどう》を感じるのは私だけではないだろう。

そして手術当日の朝を迎える。早朝、窓のカーテンの隙間から差し込む光がからだに当たって、光が渦《うず》を巻《ま》き、玉《たま》のようになった瞬間、心の中にたまっていたエゴや執着《しゅうちゃく》というものが一枚一枚剥《は》げ落ちていき、ついに無の境地に至って思わず手を合わせて祈る。それは心の真底《しんそこ》からの感謝の祈りだったという。

光といっしょに何かが降りて来て、彼女の生命場に宿ったにちがいない。それは神か仏か？あるいは虚空《こくう》の大いなるいのちだったかもしれない。いずれにしてもこの瞬間、彼女の自然治癒力が全開したのだ。

やがてストレッチャーに仰臥《ぎょうが》して手術室に。付き添う看護師さんに懇願《こんがん》してストレッチャーの上に正座《せいざ》させてもらい、さらに執刀医の先生を呼んでもらう。

怪訝《けげん》な顔の先生に向かって、「先生にすべてを委《ゆだ》ねます。どうかよろしくお願いいたします」と頭を下げ、「私も頑張ります」と言う。

一瞬息を呑んだあと、「松尾君。ありがとう。僕は何百人手術をしたかわからないけれど、医者冥利《みょうり》に尽きるよ」と先生。このとき二人は光の世界を共有したのである。そして余命五ヶ月が何処かに吹き飛んでしまったにちがいない。

## 13　あえて異を唱える医者人生

がん治療の現場に身を置いてすでに半世紀を超えた。初めの20年は外科医として手術に明け暮れ精魂をそそぎ、後半の30年余は理想のホリスティック医学を追い求めて多くの戦友たちと切磋琢磨して来た。医者人生としてまったく悔いはない。

ところで、日本ホリスティック医学協会を立ち上げて28年。二代目の会長として18年。ずいぶんと長い時間をと思えばそのとおりだが、夢中でやって来たので、自分ではそれほどの実感はない。

むしろ、そんなに長い間求めて来たのに、いまだに新事実が入れ替り立ち替り現われる。しかも日頃、座右に置いてある先達たちの著作のなかから現われるのだから、ああ、人間が生涯の間に出来ることなんてごくわずかなのだなあと、そのたびに慨嘆している。

ホリスティック医学とは、からだ（BODY）、こころ（MIND）、いのち（SPIRIT）が一体となった人間まるごとをそっくりそのままとらえる医学である。病気の部分を見るに急なあまり人間全体を見ることを忘れてしまった西洋医学に対する批判あるいは反省から1960年代のアメリカ西海岸に生まれたという。

その拠《よ》り所《どころ》とする概念はホーリズム（HOLISM。全体論）すなわち全体は部分の総和としては認識できず、全体それ自身としての原理的考察が必要であるとする考え方である。そして、そのためのスタンダードナンバーと目されて来たのが、当時の南アフリカ連邦の哲学者にして政治家のJ．C．スマッツ（1870～1950）が1927年に著わした『ホーリズムと進化』である。

しかし、ホリスティック医学に向けて先鞭をつけたのは、少し先達のH．ベルクソン（1859～1941）である。ローマ地代の名医ガレノス（129頃～199）に端を発し、フランスの細菌学者L．パスツール（1822～1895）によって頂点に達した分析的医学に対して、生命を生命たらしめている〝生命の躍動〟をもって人間まるごとの医学を提唱したのが、ベルクソンなのである。

そもそもは彼がC．ダーウィン（1809～1882）の進化論に異を唱えたことに始まる。ダーウィンの進化論といえば、自然淘汰（とうた）、適者生存である。生物が、生存競争の結果、外界の状態に最もよく適したものだけが生存繁栄し、適していないものは淘汰《とうた》されて衰退滅亡《めつぼう》することである。（『広辞苑』）

それはそれで間違いではないが、これだけで進化を説明するのは少し弱いのではないか。そこには進化を促がす内なる衝動力のようなものが働いているのではないかというのがベルクソンの考えである。

この考えがベルクソンのひとりよがりではなく、多くの賛同者を得たことは、生命の躍動をテーマにした彼の著作『創造的進化』によって彼がノーベル文学賞を手にしたことからしてもよくわかる。

ところがこのベルクソンに異を唱えたのが誰あろうJ．C．スマッツなのである。

全体は、宇宙における現実的な何者かを示しており、ホーリズムは、現実的に働く要因、すなわち作用因である。進化の背後にあるものは、単なる漠然とした創造的推進力、または生命の躍動というものではなく、全く特定の機能をもち、現実的で具体的な宇宙的進化をもたらすような何ものかである。（『ホーリズムと進化』）

さらに、全体は現実化させたあり方でとらえられるものではなく、関係性の無限の拡がりを意味するとしたのがわれらが西田幾多郎である。三者三様のダンディズムではないか。

## 14　楊名時先生と同時代を生きた仕合せ

太極拳の師家《しけ》、楊名時先生のご逝去から丁度10年が過ぎて間もない11月4日、「楊名時師家を偲《しの》んで〜楊名時八段錦《はちだんきん》・太極拳《たいきょくけん》55年の歴史とこれから〜」なる会が開催された。

澄みわたった秋空のもと、全国から集うはおよそ1500人。私の出番は「楊名時師家が目指したもの」と銘打った座談会。お相手は河野大通《かわのたいつう》老師（臨済宗妙心寺派《りんざいしゅうみょうしんじは》元管長《かんちょう》）と中野完二《なかのかんじ》先生（NPO法人日本健康太極拳協会元副理事長）のお二人。

大役にはちがいないが正直うれしかった。先生と酒席を共にした回数は人後《じんご》に落ちないと自負しているからである。当然、先生の人となりについて、ひいてはその目指すところには通暁《つうぎょう》しているというわけである。

先生のお供をして全国の支部を、よく訪れたものである。私の仕事は講演のお手伝いということだが、何よりの楽しみは先生と共にする酒席である。

ところが先生の晩年の七年間は月に2、3回は先生のお宅を訪れて杯《はい》を汲《く》み交わしたものである。その一日一日が私にとっては何ものにも替えがたい珠玉のような日々だった。

時は春、

日は朝《あした》
朝《あした》は七時、
片岡《かたおか》に露《つゆ》みちて、
・・・・・・・・
とくればロバート・ブラウニングだが、私の場合は、
四季折折、
日は夕べ、
夕べは六時、
ということになる。
東中野の駅の中の公衆電話から来意を告げ、山手通りを渡って角《かど》をいくつか曲がって真《ま》っ直《す》ぐな小路に出ると、前方に右手を高くかかげた楊名時先生がにこやかに立っている。肩を並べて居間に入ると中央のテーブルの上にはすでに酒席の用意がしてある。二人していつもの定位置につくと、互に手帖を出して次回の日程の調整をする。終って晴れて監査だ。先生は日本酒。私は先生の故郷 山西省《さんせいしょう》の銘酒〝汾酒《ふぇんじゅう》〟。これぞ本当の日中友好だ!と思わず笑みがこぼれる。

いやぁ！おどろいたよ。この間、同い年《おなどし》の昔の空手の仲間から電話でねぇ、あなたとはまだ勝負尽《しょうぶずく》が済んでいないと言って試合を挑んで来たのよぉ。そこで言ってやったよぉ。互に100歳になったらやろうじゃないか。それまでに死んでしまったら負けよぉと。なかなか含蓄のある言葉だ。先生が100歳なら私は88歳。先生！その試合立会人《たちあいにん》を私にやらせてくださいませんか。おお、よろしいよ！

しかしこんな会話は滅多にない。言葉は要らないのだ。飲むほどに酔うほどに先生の内なる生命の躍動が伝わって来て私の中で歓喜《かんき》に変わるのである。ベルクソンによればこの歓喜は創造を伴っているという。何を創造するのか？自己の力を創造するのである。

先生との酒がこの上なく楽しいのはこの歓喜と自己実現によるものだったのだ。ここで納得。こんなことを思っている間にも二人の生命エネルギーは溢れ出て虚空《こくう》いっぱいに広がっていく。

先生と同じ時代を生きた喜びを折にふれて味わっている昨今ではある。ここはどうしてもブラウニングの最後の二行だ。

神、そらに知ろしめす。

すべて世は事も無し。

高い空から先生が見守ってくれている。これからも日日、歓喜と創造だ。

## 15　されどわれらが日々

昨年も押し詰まった12月26日にわが家の水道管が壊《こわ》れて水漏れが生じたので元栓《もとせん》を締《し》めることを余儀なくされた。その上、工事は正月明けということで、年末年始を病院の自室《じしつ》で過ごすことになった。

締《し》め切《き》りの差《さ》し迫《せま》った原稿もなく、読書三昧《どくしょざんまい》を決め込むことにして、わが書庫に入ってみた。ここには万巻《まんがん》の書物《しょもつ》が雑然《ざつぜん》と並んでいる。中央に立って見回《みまわ》したところ、一冊の本が私を呼んでいる。

手に取ったところ『理想の医療を語れますか』(今井澄《いまいきよし》。東洋経済新報社《とうようけいざいしんぽうしゃ》。2002年)である。

突然、懐《なつ》かしさが込み上げてきた。

今井澄さんといえば、私の東京大学医学部の後輩《こうはい》で、東大闘争《とうだいとうそう》の際の全共闘のリーダーの一人である。

東大闘争の発端《ほったん》は1968年1月。私はこの時すでに医師になっていて、東京大学第三外科に属して診療に研究にと明け暮れしていた。第三外科は目白台の東大分院にあって、本郷キャンパスとは離れているので闘争をまのあたりにすることはなかったが、それでもその空気は十分に伝わってきて、私たちもその渦中《かちゅう》にあったことはまちがいない。

今井澄さんは全共闘防衛隊長《ぼうえいたいちょう》として安田講堂占拠《やすだこうどうせんきょ》に加わったあと逮捕《たいほ》されて服役。その後、医師になって諏訪《すわ》中央病院に就職し、院長として精力的に地域医療活動に従事したあと、1992年からは参議院議員として国政《こくせい》に参加、医療改革《いりょうかいかく》に取り組む。

しかし残念ながら病《やまい》を得て、2000年の12月に胃がんの手術、翌年の4月には肝転移《かんてんい》が発見され、2002年9月、62年の人生を閉じたという。たしか最後には骨転移《こつてんい》もあったように記憶しているが、再発が明らかになって今井さんは私の病院にやって来た。漢方薬治療を希望しての上のことである。

どのくらいの期間、漢方薬を服用してくれたか記憶はさだかではないが、病気に勢いがあり漢方薬の効果は十分といえるものではなかった。彼の訃報《ふほう》に接し、内心忸怩《じくじ》たるものを禁じ得なかったが、しばらくして奥さまから心のこもった手紙をいただき、やっと愁眉《しゅうび》を開いた次第である。

急に彼の最後の頃のことを知りたくなった。この書物のなかでは病には一切ふれてはいない。直観的に『あきらめない』（鎌田《かまた》實《みのる》。集英社文庫。２００６年）を開いてみた。鎌田實さんは副院長として今井さんを補佐していた人だからである。

直観は当たった。そこにはまぎれもなく、自宅でご家族や知人友人に囲まれてのすばらしい最後の日々が描かれていた。鎌田さんの文章力を得て、殊更《ことさら》輝いて見える。

葬儀の日、６人のお別れの言葉の最後にやはり全共闘のリーダーの一人である物理学専攻の山本義隆《やまもとよしたか》さんが登場する。名著『磁力《じりょく》と重力《じゅうりょく》の発見』（みすず書房。２００３年）を開くまでもなく世《よ》が世《よ》なら東大教授として日本の、いや世界の物理学界をリードしていたにちがいない人だ。いまは駿台予備学校《すんだいよびがっこう》で教鞭《きょうべん》を執《と》っている。私も経験があるが、青雲《せいうん》の志《こころざし》と挫折する心が入《い》り交《ま》じってかもし出す、ある種のやさしさが漂《ただよ》っている予備学校の教室の雰囲気が大好きだ。

そのやさしさのなかで生涯を貫いた山本義隆さんを一瞬羨《うらや》ましいと思った途端、彼の最近の著作『私の１９６０年代』（金曜日。２０１５年）を思い出し、すぐに買い求める。そこにはまぎれもなく、われらの時代が熱気をこめて語られている。

５年ほど早いわれらが日々が蘇って来る。矢《や》も楯《たて》もたまらず、柴田翔《しばたしょう》さんの『されどわれらが日々――』（文藝春秋。１９６４年）を買いに行く。今年は良い年になりそうだ。

## 16　輝ける虚空《こくう》の人

空想につきあっていただきたい。

モンゴル高原が、天にちかいということについてである。

そこは、空と草だけでできあがっている。人影はまばらで、そのくらしは天に棲んでいるとしかおもえない。

司馬遼太郎さんの『草原《そうげん》の記《き》』（新潮社、１９９２年）の出出《でだ》しの文章である。司馬さんのモンゴルへの特別の想いが込められていて、大好きな文章である。

それというのも私もモンゴルへの特別の想いがあるからである。私の場合はモンゴルといっても力士の朝青龍《あさしょうりゅう》の故郷のモンゴル国ではなく中国の内モンゴル自治区であるが、そのいきさつはこうである。

内モンゴル自治区の東側を占めるホロンバイル盟の中心都市ハイラル市にある盟立《めいりつ》病院にがんセンターが併設されたのを記念して北京の中日友好《ちゅうにちゆうこう》医院の副院長李岩《りがん》先生と私が講演のために招聘《しょうへい》されたのである。

六月のある雨の日の午後、モスクワ行きの国際列車で北京駅を出発して35時間、早朝の3時にハイラル駅に降り立つと、ホームは黒山《くろやま》のような人だかり。すべて私たちを出迎える人々と聞いて二度びっくり。

口髭《くちひげ》をたくわえた初老の紳士が現われて、「この度通訳を担当します内科医のアルタンサンです」ときわめて流暢な日本語で話し出す。おどろいたことに三日目にあなたは食道がんの手術を執刀することになっていると言う。

翌朝、病院長をはじめ幹部の方々に、手術の執刀者というものは患者さんが人心地《ひとごこち》がつくまで見届《みとど》ける義務がある。食道がんの場合はおよそ2週間。だから手術の翌々日には北京に帰る私が執刀するわけにはいかないと固辞をするが、病院側も簡単には引き下がらない。

術後管理は私たちも自信がある上に、近隣の外科医に見学をすすめてしまったので今更中止にはできないという。結局、2日目に私たちの歓迎昼食会《かんげいちゅうしょくかい》を開いてくれた共産党の書記《しょき》の李《り》興堂《こうどう》先生の「帯津先生の言い分のほうが正しい。君たちも見習い給え」の鶴《つる》の一言で一件落着。

外科部長のウインダライ先生が執刀。私が第1助手。若い朴棟材《ぼくとうざい》先生が第2助手で手術が無事終了すると、ウインダライ先生の私に対するまなざしが変わった。私が執刀を固辞したことを同じ外科医として高く評価したにちがいない。川越の病院に留学したいという。

こうして、アルタンサン先生、ウインダライ先生、そして手術を見学していた若き外科医孟《もう》松林《しょうりん》先生との生涯の交わりが始まった。隔年に大草原に一人立って虚空を体感するためにハイラルを訪れるのを三人三様に待っていてくれるのである。

先日も10数回目のハイラル。いまでは盟政府の高官を務める孟松林先生が愛車を駆《か》って終始面倒を見てくれる。彼も川越留学組の一人。会うたびに川越留学で多くのことを学んだおかげでいまの私があると感謝《かんしゃ》してくれる。

『草原の記』で司馬さんはさまざまな人との交流に触れながら、私はこの書きものの主題が虚《こ》空《くう》のように思えてきている。

すでに鬼籍《きせき》に入《い》ったウインダライ先生、１０２歳にして再会を約したアルタンサン先生、そして孟松林先生のいずれもが輝ける虚空の人のように私にも思えてきている。

## 17　絢爛《けんらん》たり老大家のダンディズムに敬服

仙台市のK新聞社から講演の依頼。題して「超高齢化社会—こころとからだの健康」。9月の末の日曜日である。普通であると9月の日曜日といえば一年近く前に予定が入ってしまう。実際にこの日も予定は入っていた。土曜日と日曜日と二日間、全日本少林寺《しょうりんじ》気功協会のスケジュールが入っていたのである。

しかし、少林寺の会の私の出番は土曜日のほうであったので、本部に問い合わせてみた。日曜日のほうを欠席してもよいかと。あっ、いいですよお休みしていただいて、とあっさりと空けてくれたのである。

主催が新聞社だから宣伝広告は紙上でおこなうのだろう。ポスターのようなものは送られて来ない。ただ私の講演時間が13時30分から14時30分であることを知らされただけである。会場は駅に接したホテルだから、15時発くらいの新幹線に乗り17時頃大宮に着き、馴染みのうなぎ屋さんで手酌《てじゃく》で一杯、とぼんやり帰路のスケジュールを立てておいた。

いつもの晩酌は18時30分ときめてはいるが、時に少し早目《はやめ》にまだ陽《ひ》のあるうちに一仕事済ませたあと一人で飲むのもまた一興《いっきょう》。なんとなく楽しみにしていたところ、私の講演のあとに作家の五木寛之《いつきひろゆき》さんの講演があることがわかったのである。

えっ！五木さん！突然なつかしさが込み上げて来た。およそ10年ほど前に、縁ありて五木さんとの対談本《たいだんぼん》を何冊か上梓《じょうし》したことがある。

「…人間には自《おのずか》ら死に頃というものがあるだろう…。何歳ぐらいだろう？…」

「…うーん。むずかしいですねぇ…人によって違うのではないでしょうか」

「先達たちの没年《ぼつねん》を覚《おぼ》えているだけでも挙《あ》げてみよう…。仏教ではこう…親鸞《しんらん》が89歳…、法然が79歳…、道元が53歳…」

「最澄が54歳…、空海が60歳。日蓮が61歳…」

「なるほど…、やはり自力より他力だなぁ…」

「いやぁ、これだけで結論を出すには少なすぎますよぉ、もう少し調べてみましょう」といった具合にである。

五木さんの講演はどうしても聴いてみたい。まずは乗車券を変更した。満員の聴衆の最後列のそのまた後ろの壁際の椅子に陣取《じんど》った。舞台に現われた五木さんは洒落《しゃれ》たクリーム色のスーツに身を包み背筋がぴんと伸びている。若い！とても84歳には見えない。

さすがに幾分白さが目立つとはいえ、髪も相変らずふさふさだ。声もはっきりしていてよく通《とお》る。

話の歯切れもよいうえに、さすがは作家さんである。話すことが一つひとつのセンテンスになっている。これからも話すことで晩酌代を稼《かせ》いでいく私としても、これは恰好《かっこう》な教科書《きょうかしょ》である。是非とも見習わなくてはならない。

テーマということでもないが、結局落ち着いたところは〝暗愁《あんしゅう》〟すなわち心が暗くなるような、悲しい物思いである。生きるかなしみの深《ふか》みととらえてしみじみと拝聴《はいちょう》した。

終ると主催する担当の方がやって来て、五木さんが一時間ほど私と話したいというのでホテルの中の喫茶店《きっさてん》の個室を用意しましたという。五木さんはコーヒー、私は生ビールを飲みながら四方《よも》山話。近くで見る五木さんはなおさら若い。じつに貴重なひとときではあった。

最後になって、これから、あの大作《たいさく》、〝青春《せいしゅん》の門《もん》〟の続編を雑誌に連載するという。いやぁ負けました。なんたるダンディズム。感動にひたることしばし。いい一日でした。

※編集部註・五木寛之、帯津良一共著の健康対談書は以下の通り。
『健康問答』①②、『養生問答』、『生死問答』（共に平凡社ライブラリー）

## 18　対談は生死を超えて……

ロンドンの日系《にっけい》の会社の人が訪ねて来て、イギリスにおける代替療法《だいたいりょうほう》の雄《ゆう》ともいうべきスピリチュアル・ヒーリングの研修旅行を計画しているので、私にその団長《だんちょう》を引き受けてくれという。

スピリチュアル・ヒーリングとは宇宙の根源《こんげん》（ソース、Ｓｏｕｒｃｅ）に祈ってパワーをいただき、これをクライアントのチャクラに手かざしによって注入するといった、中国の外気功に一脈相通じた方法である。

初めはためらっていたが、この方法が一般の療法行為の一つとして健康保険が適用されているのを知って、俄然《がぜん》行く気になったのである。祈りと手かざしでは何も科学的根拠がないではないか。それがどうして…！という興味からである。

第一回目の研修旅行は１９９６年の２月。参加者はわずかに７人。当時の日本におけるスピリチュアル・ヒーリングの知名度《ちめいど》からみれば無理もないところだろう。しかし、おどろいたことに、かつて大阪大学医学部で医学概論《がいろん》を講《こう》じていた日本ホリスティック医学協会の顧問《こもん》でもある大先輩の中川米造《なかがわよねぞう》先生が加わって来たのである。

一日、ヒーラーさんたちと懇談《こんだん》。一日、ヒーリングが日常的におこなわれている街中《まちなか》のクリニックを訪問、英国スピリチュアル・ヒーリング協会（N・F・S・H）の講師による三日間のセミナー。自由行動の一日を加えて、八日間の日程である。

健康保険の適用についても、その理由を理解することができた。英国ではスピリチュアル・ヒーリングを特異な能力とはみなしていないのだ。絵を描《か》くのと同じで誰にでも本来的に備わっている能力《のうりょく》だと思っているのだ。N・F・S・Hの一定のカリキュラムをこなせば卒業証書をいただけるのだ。試験のようなものはない。これを持って監督官庁に申し出れば、すぐに営業許可証《えいぎょうきょかしょう》が出る。その日から営業ができるのである。さすがは大英帝国《だいえいていこく》だ。

成田空港で別れるとき、中川先生が、あなたと対談《たいだん》して本を作りたいというので快くお受けした。ところが一向に連絡がない。そのうち先生が病を得て闘病中という話が伝わってきた。対談どころではないなと了解した。そして、翌年9月の訃報《ふほう》である。

幻《まぼろし》の対談になってしまったが、ロンドンで生まれた中川先生との絆《きずな》は残《のこ》っていた。ところで、医者には哲学が必要だとの考えから大阪大学に医学哲学概論《がいろん》の講座《こうざ》ができたのが1941年3月。主任教授はフランス哲学の澤瀉久敬《おもだかひさゆき》氏。彼を慕《した》って、中川先生も大阪大学に籍を移《うつ》すも、どうもしっくりいかない。この間の事情を『思想としての「医学概論」』（岩波書店。

2013年）では澤瀉は医学の知識体系《ちしきたいけい》がまずあって、その実践の場が医療であるとするのに対して、中川はまず医療《いりょう》があって、その医療を効率よく実践するための知識体系としての医学を考える。ここでは私も中川党《とう》だ。

そして最近になってわかったのは中川先生が亡くなる少し前にNHKの番組に出られて、生命といのちを分けて、私の生命はもうすぐ終焉《しゅうえん》を迎える。しかし私のいのちは永遠《えいえん》に生きつづける。だから私は死が怖《こわ》くないといい、さらに学生《がくせい》たちへの遺言《ゆいごん》として「今までの医学は生命は診《み》てきたが、いのちは診《み》てこなかった。これからの医学は生命と同時にいのちも診《み》ていく必要がある」と言われたという。

どちらも私が日頃《ひごろ》考えていることとぴたりと一致するではないか。なにか先生と対談をしているような気持ちになって来た。あの世での再会《さいかい》が愛《たの》しみになって来た。

# 第2章

# 自分の病《やまい》にどう立ち向かうか

2

## 1　継続は至宝なり

4月10日の月曜日。今年初めての早朝練功《そうちょうれんこう》の朝である。病院から車で5～6分の伊佐沼の畔《ほとり》である。前日の雨のためか土はしっとりと水気を含み、草もなんとなく瑞々《みずみず》しい。

広場の東側には天に向かってまっすぐに伸びる幹と小枝だけの、ビュッフェの絵のような立《た》木《き》が一列に並んで境界《きょうかい》を作っている。

その立木の向こうは桜が満開。この満開の桜は北側に伸びて、じつに豊《ゆた》かな感じである。例年、早朝練功の始まる四月の第2月曜となると、桜は大方《おおかた》散《ち》っているのが常なのに、今年は寒さが残っていたために、ちょうど見頃になったということか。その桜の向こうに大きな太陽が昇りはじめた。

「さあ！　はじめましょう」

と、北側の桜並木を背にして立つ。皆さんは正面に桜を抱くことになる。今日は総勢12人。

自宅からやって来た人が8人、患者会に属し病院の職員としては中国室長として毎日、ビワ灸に追われている〇さんの家に前泊《ぜんぱく》してやって来た人が2人、〇さんと私ということで12人である。

私自身は栄養科の元科長《もとかちょう》さんのA女史の小型車で広場まで送ってもらう。

Oさんは元患者さんで1991年に直腸がんの手術をうちの病院でうけたあと、再発防止のために漢方薬を服用《ふくよう》し、練功《れんこう》をはじめたというわけだ。さらにそのあと弾《はじ》けたバブルの影響をもろに浴《あ》びて、自営業《じえいぎょう》をたたんで、うちの病院に就職《しゅうしょく》してきたのである。

つまり患者の会の主力メンバーにして病院の職員という珍しい存在なのだ。

まずは用手《すわいしょう》そして一段錦《いちだんきん》、三段錦、四段錦とすすめて、最後に楊名時太極拳《ようめいじたいきょくけん》そして前半を終って、広場の中の四阿《あずまや》でお茶を飲みながら小休止。後半の郭林新気功《かくりんしんきこう》がはじまる直前に私は暇乞《いとまご》いそして、ふたたびA女史の小型車で一足お先《さき》にご帰還《きかん》ということになる。

4月から11月までの第2月曜日の早朝にこの会は開かれる。12月から3月までは冬期休暇ということになる。もとはと言えば、まだ私が都立駒込病院に勤務している頃、食道がんの手術に明け暮れ精を出すなかで西洋医学の限界を感じ、中国医学を合わせた、いわゆる中西医結合によるがん治療を目指したことに起因する。

中国医学がどのようにがん治療に貢献しているか、この目で確かめるべく訪中したのが1980年。気功こそ中国医学のエースだと直観して帰国。中西医結合によるがん治療を旗印にかかげて、気功道場を併設した病院を開いたのが1982年。最初は閑古鳥《かんこどり》が鳴いていた気功道場が賑《にぎわ》いをみせてくるのが１９８０年代も末の頃、90年代に入るとこの賑いもよりたしかなものになってくる。

そんなときに、はるばる北海道から40歳くらいの肺がんの患者さんが入院して来る。Nさん。中学校の先生である。気功がよほど気に入ったらしく、まもなく気功道場に入り浸《いびた》りになる。その彼の提案によって、われらが早朝練功は誕生したのである。

朝5時30分、何台かの車に分乗《ぶんじょう》して伊佐沼公園《いさぬまこうえん》に。さすがは学校の先生である。参加者を前に、早朝練功について、ひとくさり述べたあと、では院長先生！とふられたのには閉口したものである。

Nさんが退院したあと少しブランクがあったが、１９９４年の5月に、先のOさんが腸閉塞で入院したあと、彼の提案で再開。爾来《じらい》24年間、黙々《もくもく》とつづけて来たのだから頭が下がる。いつの間にか主催は患者会ということになり、20年選手を男女ともに多数輩出。彼らの存在が後輩の患者さんたちにどれほど勇気と元気を与えているか計りしれないものがある。まさに継続《けいぞく》は至宝《しほう》なりである。

## 2　楽しみながら逆らうスリル満点の人生

認知症というものは神経内科や精神科の先生方が扱う病気であって、がんを専門にする私たちにとっては対岸《たいがん》の火事《かじ》の感《かん》がなきにしもあらずだったが、最近とみに、その存在感を増して来て、こちらの岸に立っていても、時々、水しぶきの洗礼を受けるようになって来た。

このまま行くと、やがてホリスティック医学の牙城に迫って来るのではないかという危機感が時に頭をもたげて来るようになったのである。専門家の間でも認知症は病気ではなく老化現象であるとの認識の方がおられるようだが、多少でも老化現象の気配《けはい》があるのなら、いやしくもホリスティック医学の道を歩むものとして、我関せず焉《えん》としているわけにはいかない。

なぜならば、老化現象というからには、これは大脳皮質だけの、あるいは身体だけの問題ではない。人間まるごとの問題である。となれば、すでに足元に火がついたのである。やがてホリスティック医学もだんまりをきめこんでいるわけにはいかなくなるだろう。ならば先手必勝、こちらから乗り出していくことにしたのである。

認知症について、あれこれ調べはじめてみて、まず気がついたのは認知症はホリスティック医学の根幹を揺《ゆる》がす大問題であるということであった。どういうことかというと、ホリスティック医学は人間まるごとであるから病《やまい》というステージだけではなく、生老病死と、さらには死後の世界を含めた、すべてのステージを対象にしなければならない。そして生きとし生けるものの誰もが、そのすべてのステージを通じて人間としての尊厳《そんげん》を全うすることをサポートするのがホリスティック医学の目的である。

では、人間としての尊厳とは何か。これは人によって多少の違いはあるが、そしてもちろん紆余曲折《うよきょくせつ》はあるとしても、生涯を通じて攻めの養生を果たしていくことであると、私は思っている。

養生とは生命を正しく養うこと。これまでの養生は、身体を労《いたわ》って病《やまい》を未然に防ぎ天寿を全《まっと》うするといった、どちらかといえば消極的で守りの養生であった。ひるがえって、これからの養生は日々、生命のエネルギーを高めている。死ぬ日を最高に、その勢いを駆《か》って死後の世界に突入するといった攻めの養生である。

攻めの養生の推進力は生命の躍動。ここから先はいつものベルクソンだが、生命の躍動によって生命があふれ出ると、私たちは歓喜《かんき》に包まれる。そして、この歓喜はただの快楽《かいらく》ではなく、かならず創造《そうぞう》を伴うという。何を創造するのか、自己の力をもって自己を創造するのである。

こうして、つねに歓喜と創造を抱いて生きることも、人間としての尊厳なのだろう。

そして、もう一つ大事なことがある。今生《こんじょう》と死後の世界をしっかりとつなげることである。つなげるのは簡単。漱石の

理想の大道を行き尽して、
途上に斃《たお》るる刹那に、
わが過去を一瞥《いちべつ》のうちに縮め得て初めて合点《がてん》が行くのである。

この三行に尽きるのだ。

ところが認知症になるとこれができなくなる。すると攻めの養生もホリスティックも台無しだ。だから認知症をなんとしてでも阻止しなければならない。相手は老化現象だから勝ち目はない。いつかは押し倒されるだろう。

それでもいいから逆らうのだ。幸い、認知症を防ぐ方法には酒にしても恋心にしても楽しみが多い。だから楽しみながら逆らうのだ。そして押し倒される前になんとかあの世に向けて飛び立つのだ。スリル満点の人生だ。

## 3　気功仲間は時空《じくう》を超《こ》えて

気功に親《した》しんで35年を超えた。顧《かえり》みれば、よくぞここまでやって来たという感慨も一入《ひとしお》というところだが、初めからこれほど続くと思ってやって来たわけではない。

中国医学と西洋医学とを合わせた、いわゆる中西医結合《ちゅうせいいけつごう》によるがん治療に思いを馳《は》せて、中国医学がどのようにがん治療に貢献しているか、この目で確かめるべく初めて、訪中したのが1980年9月。

中国医学というと、治療医学《ちりょういがく》としての漢方薬と鍼灸、養生医学《ようじょういがく》としての気功と食養生の四《よん》本柱《ほんばしら》から成る。この四本柱を具《つぶさ》に見ようと期待に胸をふくらませての訪中ではあったが、最初に出会ったのが気功だったのである。北京郊外にある北京市肺がん研究所の付属病院の中庭で練功に余念がない患者さんたちに出会ったのである。

気功こそ初めてではあったが、当時、調和道丹田呼吸法《ちょうわどうたんでんこきゅうほう》に励んでいたこともあって、練功風景に接した途端、あっ、これは呼吸法《こきゅうほう》だと覚《さと》り、次いで、これこそ中国医学のエースだ！と直観《ちょっかん》したのである。

1980年の11月に中西医結合によるがん治療を旗印とする病院を開設。その後、時代の流れにしたがってホリスティック医学の道に分け入り、いまや大ホリスティック医学の道を眼前にしている私にとって、気功は常にその中核を占めて来た。

気功は四千年の歴史を有する中国古来の養生法であるが、気功という名称そのものは、それほど古いものではなく、たかだか60年といったところ。当時、北戴河気功《ほくたいがきこう》康復院の院長の任にあった劉貴珍《りゅうきちん》氏が、その著『気功療法実践《じっせん》』のなかで、

「正気《せいき》を養うことを主たる目的とする自己鍛錬法を〝気功〟と呼ぶ」

と提案したのである。これが世にすんなりと受け入れられて、気功という名称が定着したというわけである。

農耕に明け暮れする中国古代の人々が疲れを癒すために伸びをしたり深呼吸《しんこきゅう》をしたのが気功の始まりで、導引吐納《どういんとのう》法と呼ばれていた。その語源は、『荘子《そうじ》』の

導気令和《どうきれいわ》、気《き》を導《みちび》いて和《わ》せしめ　引体令柔《いんたいれいじゅう》　体《からだ》を引《ひ》いて柔《じゅう》せしむ。

との説もあるが、定説というわけでもない。要するに、身体をゆり動かすことによって氣の流れをよくするということである。吐納は古きを吐いて新しきを納《おさ》める呼吸法のこと。

この導引吐納法が時を経《へ》るにしたがって、哲学や芸術と結びついて多岐にわたり、その種類を増やしていったという。あまりに種類が多いと収拾《しゅうしゅう》がつかないということで、ひとまとめ

にして、気功と呼ぶことにしようという劉貴珍氏の提唱になったという。

北戴河は北京から東へ列車で5～6時間の渤海湾《ぼっかいわん》に面した景勝《けいしょう》の地。海を臨む松林《まつばやし》のなかに、医療施設としてのさまざまな建物が散在《さんざい》している。その気功療養院の敷地のなかに〝近代医療気功の祖〟と慕《した》われる劉貴珍氏の銅像が建立《こんりゅう》され、その除幕式に、当時まだ私の病院に勤務していた鍼灸師にして気功の申し子のような鵜沼弘樹《うぬまひろき》さんと二人で出かけて行ったのである。

どういうわけか北京経由のチケットがとれず、上海経由の便。上海空港で上海市立気功研究所の黄健《こうけん》所長が乗り込んで来た。北戴河に入ると、智能功《ちのうこう》の龐明《ほうめい》先生とばったり。このときは欧米からのお客さんが多く、いつものきれいな迎賓館《げいひんかん》に泊ることができず、「先生は身内だから、むさくるしい処で我慢して下さい」と調子のよいことを言われて、古ぼけた宿舎に。がっかりしているところへ、酒豪の陶《とう》副院長が現われて、それこそ身内だけの祝宴だ。いやぁ、楽しい一宵ではあった。

## 4　薬とはこうして付き合うもの

私がはじめての痛風発作《つうふうほっさ》に見舞われたのは1995年の3月と記憶している。夜間の咳嗽《がいそう》発作が何日かつづいたのである。原因はわからない。マイコプラズマ肺炎を疑ってはみたが、高熱はなく胸部X－P（X線撮影のこと）でも特別の所見はない。

周囲の人々のすすめで、入院をすることになった。自分の病院にである。入院そして、まずは検査ということで、抗生物質などを投与されたわけではないのに、2日間で咳嗽は嘘《うそ》のようにおさまってしまった。

明日は退院してもいいなと思いながら就寝した2日目の夜半、問題の左足関節の疼痛《とうつう》発作が起こったのである。それもかなり強い痛みだ。ちょっと寝返りを打っても痛い。

その症状の激しさから、まずは、はて?痛風かという思いがまず頭をよぎった。なにしろ、痛風に冒《おか》された関節は風が吹いても痛いという。だから、〝痛風〟と呼ばれているのかと、このとき咄嗟《とっさ》に思ったほどである。それでも、なんとか我慢して、早朝になって、ごく普通の鎮痛剤を服用してみた。立ち所に痛みが消えた。あまりの即効《そっこう》に舌を巻いた。

内科医の診察を待って、「痛風」の診断が確定した。鎮痛剤の継続的投与がはじまったが、関節の腫《は》れが引いて靴がはけるようになるのに、ちょうど一週間を要した。そのあとから、ザイロリック（100mg）を2錠、朝1回の内服がはじまった。ザイロリックは痛風の原因となる尿酸《にょうさん》の生成を押える薬である。これをこれから延々とのむのか、といささか気が滅入《めい》ったが、とにかく開始した。

ビールがいけない、日本酒がいけないということはわかっていたが、ザイロリックを服用しているのだからと、敢えて控えるようなことはなく、これまでどおり自分のペースで飲んでいた。

また食物ではカツオがいけないということは承知していた。しかし初鰹《はつがつお》の刺身はいちばんの好物で、初夏の頃《ころ》は毎晩のように晩酌の友と決め込んでいたし、酒盗《しゅとう》（カツオの内臓の塩辛）も負けず劣らずの好物で、こちらは季節に関係なく、かなりの頻度で食卓に上《のぼ》っていた。

こうして、痛風の発作もなく5〜6年がすぎた頃の一月、太極拳の恩師である楊名時《ようめいじ》先生のお供をして、大洗《おおあらい》の海岸近くの鮟鱇《あんこう》料理のお店で酒席を倶《とも》にしたことがある。楊名時太極拳茨城県支部の方々もいっしょで、総勢7〜8名。

ここで生まれて始めて、鮟肝《あんきも》のステーキなるものに出会ったのである。

これがじつに旨い。この手のものを苦手《にがて》とする人の分まで引き受けて、三人前食べてしまった。ところがその二日後に第二回目となる発作が起こったのである。この時も左足関節であった。さっそくしらべてみたところ、鮟肝が断トツに悪いのである。一位が鮟肝、二、三無くして四位がカツオの刺身といった塩梅《あんばい》である。それを三人前食べたのだからやられるわけである。序《ついで》にしらべてみると、アルコール類の一日摂取量の上限としてビールは中瓶《ちゅうびん》一本、日本酒は一合、焼酎のお湯割りは一杯とある。これでは人生まっ暗だ。そこで、これを機会に痛風に対する姿勢をきめることにした。

1、生あるかぎり、ザイロリックはつづける。

2、アルコール類は特に制限することなく、自然体で付き合う。

3、鮟肝は差し控える。ただし例のステーキの一人前は是《ぜ》とする。

爾来《じらい》の姿勢を堅持。発作は気配すら無し。2錠の薬で人生の歓喜を手にしたのである。薬とはこうして付き合うものだと折にふれて嘯《うそぶ》いている。

## 5　志が動き出す楽しさ

この九月で、日本ホリスティック医学協会は創立30周年を迎える。ということは私自身、30年にわたって、理想の医学であるホリスティック医学を追い求めて来たことになる。そこで、これを機に、わが来《こ》し方《かた》を振り返ってみた。

ホリスティック医学では、からだ、こころ、いのちが一体となった人間まるごとをそっくりそのままとらえる医学である。その基本概念は全体論《ぜんたいろん》（ホーリズム。Ｈｏｌｉｓｍ）すなわち〝全体は部分の総和《そうわ》としては認識できず、全体それ自身としての原理的考察が必要であるとする考え方〟である。

とつおいつ考えるなかで、われらが西田幾多郎《にしだきたろう》の〝全体とは実体化されたかたちでとらえられるものではなく、それはまさに、関係性《かんけいせい》の無限《むげん》の拡《ひろ》がりをいう〟という一文《いちぶん》が閃《ひらめ》いたのである。

はっとした。そうか私は、人間まるごとをそのまま実体化されたかたちでとらえていたのだ。つまり人間というかたちのなかにおさまったいのちを見ていたのだ。そうではなくて、無限の拡がりとしてのいのちを対象にしなければならないのだ。

そこで、無限の拡がりとしてのいのちを相手にする医学を〝大ホリスティック医学〟と命名《めいめい》し、この日をもって、大ホリスティック医学を志《こころざ》すことにしたのである。昨年の五月のことである。

そして一年余を経た現在、病院の変《かわ》り様《よう》を振り返ってみたのである。

まちがいなく、そこには変化があった。以前は99床のうち、つねにいくつかは空床《くうしょう》があったのに、最近では満床《まんしょう》の日が当たり前のようになっている。

その要因について考えてみた。まずは働き者の若手医師が戦列《せんれつ》に加わったことである。

A女医。日本ホリスティック医学協会でも日本ホメオパシー医学会でも活躍する、同志中の同志である。以前半年間ほどわが病院に勤務していたことがあるが、その迅速果敢な働きぶりから「くの一《いち》」と呼んでいた。しばらく九州の郷里の近くの病院に勤務していたのを、何回か口説《くど》き落そうとしたが駄目だった。しかもその理由が「川越《かわごえ》は刺身《さしみ》が不味《まず》いから」というのだから、あきらめざるを得なかった。九州は何処《いずこ》に行っても刺身が旨いのを知っている私としてはあきらめざるを得なかったのである。それが、このたびは、機《き》が熟《じゅく》すというのか。あっさりと戦列復帰が叶《かな》ったのである。

B女医。救急救命《きゅうきゅうきゅうめい》を専門としている。わが病院は救急病院ではないが、病院である以上、救急患者さんの来院は日常茶飯《にちじょうさはん》である上に、がん患者さんも突然、救急救命の対象となる事態になることも珍しくはないので、彼女の参加は大いに戦力アップに資《し》することになった。

Ｃ医師。循環器《じゅんかんき》が専門。がん患者さんといえども、高血圧や不整脈《ふせいみゃく》や冠動脈疾患《かんどうみゃくしっかん》はこれまた日常茶飯であるから、彼の存在はきわめて心強いというものだ。

Ｄ医師。内科一般が専門だが、頭を丸め、左腕に数珠《じゅず》を巻き、何かと手を合わせる姿はお坊さんとみまがうほど。その心根《こころね》がいい。

看護師も新顔《しんがお》が増えた。あくまでも私の主観だが、ホリスティック医学を志す看護師は若くて美人が多いのがうれしい。

そして患者さんのもろもろの悩みを一手に引き受けるソーシャル・ワーカー陣の充実である。10年間孤軍奮闘《こぐんふんとう》して来たＮワーカーの評判はすこぶる良い。そこへ2人の新手《あらて》が加って、三人三様、携帯電話を耳に当てながら小走りに動き回る姿は頼もしい。大ホリスティック医学への志が、たしかに動き出している。

## 6　がんほどミステリアスなものはない

奇《く》しくもちょうど20年前のことである。二度目に訪れたロイヤル・ロンドン・ホメオパシック・ホスピタル（Royal London Homeo-pathic Hospital・王立ロンドン・ホメオパシー病院）で、ここのがん治療チームのヘッドを務めるアン・クローバー女医に、帯津三敬病院との学術交流をお願いしたところ、

「申し訳ありませんねぇ…私、来月いっぱいでここを定年退職するのですよぉ」

「えっ、そうですかぁ、それは残念だなぁ…。ところで、長い間代替療法《だいたいりょうほう》（西洋医学以外の治療法）を駆使《くし》して、がんと闘って来て、定年を前に、いま胸中に去来《きょらい》するものがありますか？」

「…そうですねぇ…、がんほどミステリアスなものはありませんねぇ…」

「…」うん同感同感。

「だから、治療法は何をやってもいいのですよぉ…」

思わず、わが膝を打つ。

そうなのだ。明日のことはわからないのである。だから、何をやるにしても全力投球に如《し》かずなのだ。まったく正反対の方法を取って見事に生還を果たしたお二人《ふたり》を紹介しよう。

まずは77歳の女性。胃の悪性リンパ腫。五年前に、某大学病院にて化学療法の最中に本院初診。手足のしびれ、脱毛などの副作用に対してホメオパシー療法を開始。化学療法が終了して、予定の放射線療法を前に、免疫力をアップするために漢方煎《せん》じ薬とサプリメントを開始。

ところが、彼女は何を思ったか、予定の放射線治療を拒否。それればかりではなく、西洋医学的検査も治療も一切を拒否して私のところに来てしまったのである。ここから新たに食事を玄《げん》米酵素《まいこうそ》にして、ヨガと気功を開始。

さらに長野県は飯綱《いいづな》高原の「水輪《すいりん》」なるホリスティックスペースで私が定期的に開いている「水輪養生塾《ようじょうじゅく》」の常連《じょうれん》となる。しかし最初から胃痛に悩まされ、このために漢方薬の変更を何度か余儀《よぎ》なくされたが、これも克服。一度病状を把握するために検査を提案したが、これ以外の治療法を取ろうなんて思っていないからとこれも拒否。じつにさわやかな表情で気功に励んでいる。

もう一人は83歳の男性。悪性黒色腫《あくせいこくしょくしゅ》。こちらは打って変わってきわめて戦略的だ。14年前に左腋下《えきか》の悪性黒色腫《あくせいこくしょくしゅ》を手術。

化学療法を済ませたあと、私の提唱する「がん克服の家」にしたがって戦略を立て、これを不撓不屈《ふとうふくつ》の精神を以ってつらぬき勝利をおさめる。

まずは家の土台《どだい》の心。ときめきのチャンスを確実に物にしたと言う。一階の玄米食《げんまいしょく》と太極拳《たいきょくけん》。二階の漢方薬を配しての戦略を遂行。それもきわめて計画的だ。10年目を迎えたところで、漢方薬を隔日接種《せっしゅ》にし、玄米食を五分搗《ごぶづ》き米に緩和《かんわ》。14年目にして漢方薬を週二回に減量《げんりょう》。

そして何よりもの圧巻《あっかん》は太極拳11年目にして師範《しはん》に上《のぼ》りつめたことである。健康そのものの人だって師範を手にするのは大変なのに、闘病のなかでの師範《しはん》は敬服に値《あたい》する。彼からの手紙の一部を紹介しよう。

11年の鍛錬《たんれん》を経て師範の称号《しょうごう》を頂きました。これ等《ら》の「がん克服の家」の方針は今後も続けてまいりたいと思っておりますが、漢方薬のさらなる減量について先生の指導を戴《いただ》きたいと存じております。又太極拳はまだ未熟《みじゅく》ですが、助手的なお手伝いでお役にたつことがあればどうぞご遠慮なくお申し付け下さい。

片や直観的な無手勝流《むてかつりゅう》。片や強靭《きょうじん》な計画性でどちらも頂上へ。これぞミステリアスの妙というべきか。

## 7　的中の予感の歓び

9月24日、京都で、日本ホリスティック医学協会の30周年のシンポジウムが開かれた。私もシンポジウムの一人として参加することになった。久しぶりの京都である。

30周年は30周年として、それなりの感慨があったことは言うまでもないが、私にはもう一つの楽しみがあったのである。それはずっと以前、私の病院で心理療法士として働いていて、現在はノーベル賞の山中伸弥《やまなかしんや》教授のもとで仕事をしているF女《えふじょ》に五年ぶりに再会することであった。

臨床で、がん患者さんの心理療法を手がけたということでは、わが病院をもって嚆矢《こうし》とするにやぶさかではないが、彼女はその歴史の一翼《いちよく》を担っていたことはまちがいない。楚楚《そそ》とした風情《ふぜい》のなかに才能がきらめくといった才媛《さいえん》で、じつにいい仕事をしてくれた。その上、彼女の酒好きもチームワークの向上に一役買《ひとやくか》っていたこともたしかである。

三年ほどして、申し訳ない、京都大学の大学院の入学試験を受けたら受かってしまったのでと京都へ行ってしまい、卒業して、東京大学の助手として東京に舞いもどって来た。うかつにも所属は訊かず仕舞《じまい》だった。お付き合いも自然に再開した。

彼女の英語がじつにすばらしいのだ。アメリカに留学していたくらいだから、達者《たっしゃ》なのは当然だが、その上に格調が高い英文を書くのである。私は私で、いろいろな学術交流のなかで英文でサマリーを書くチャンスが少なくはない。その都度、英訳を彼女にお願いするのであるが、あっという間に仕上げてくれる。じつに小気味《こぎみ》好《よ》い。お礼に一杯ということになる。

といった交遊の日日が淡淡と流れていくなかで、あなたもいつまでも助手《じょしゅ》では仕方がない。もうそろそろどこかの准教授《じゅんきょうじゅ》となって外に出なくてはと苦言《くげん》を呈《てい》すると、そんなことを言ったって口《くち》がなければ仕方がないでしょ!という遣り取りがあったのはいつのことか。

それからまもなくして彼女からの電話である。この度、京都大学の准教授《じゅんきょうじゅ》として、来月赴《ふ》任《にん》することになりました。つきましては一杯いかがでしょうか。なんともうれしい話ではないか。押《お》っ取《と》り刀《がたな》で駆《か》けつける。

祝盃をあげたあと、

「ところで、京都大学のどこの准教授になったの?」

「それが山中教授のところなんです」

「えっ!…あのiPS《あいぴーえす》細胞の?」

「そうなんです…」

iPS細胞がいよいよ臨床に進出するに当たって、倫理《りんり》部門を強化する一環として、どうしても心理療法士が必要になり、全国公募《こうぼ》をしたというわけなのだ。そして彼女が選ばれたという。

「そのとき、自分が選ばれるという予感《よかん》がありましたか？」

「いえ、まったくありませんでした。じつは山中先生がご自身で私の家に電話をしてきたのです。山中ですというので、私はどちらの山中さんですか？と訊いてしまったのです。予感とはほど遠い状態ですね…」

「駄目だなあ！人生の粋《すい》は予感ですよ！もう30年以上も前の話ですが、指揮者の小沢征爾《おざわせいじ》さんが米国の大きな賞を取ったことがあります。4～5人のノミネートされた候補者のなかに入ったとき、これは自分のところに来るな！という的中《てきちゅう》の予感がしたというのです。いやあ、羨《うらや》ましいかぎりですよぉ」

久しぶりに見る彼女は生き生きとしていた。現在の仕事の充実ぶりがうかがえるというものだ。彼女と酌み交わした生ビールの味は格別だった。それにしても的中の予感がいい。

## 8　跳《は》ね起《お》きるという〝ダイナミズム〟の不覚

忘れもしない2017年10月14日の土曜日の午後4時30分、不覚《ふかく》にも右の鎖骨《さこつ》を骨折してしまった。養生とは転《ころ》ばぬ先《さき》の杖《つえ》ともいう。養生の専門家を任《にん》じている私としては、至って恥かしい話ということになるが、いま振り返ってみると、それほどでもない。得るところ無きにしも非《あら》ずなので、その顚末《てんまつ》を話してみたい。

場所は神田の学士会館《がくしかいかん》。その日サトル・エネルギー学会の秋の大会が開かれていた。サトルとは「Subtle」。微細《びさい》なとか精妙《せいみょう》なと訳されている。つまり、現在、私たちが手にしているエネルギーよりもずっと微細なエネルギー。たとえば、虚空《こくう》に広がる大いなるいのち（スピリット。Spirit）のエネルギー、その一部が私たちの体内に入って結実した生命（ソウル。Soul）のエネルギーである。いわばこれからの学問である。

永らく会長を務める私が午後一番《いちばん》に喋って、そのあとの三つの演題を聴くべく、最前列中央の通路側《つうろがわ》の席につく。いつもは、講演を拝聴《はいちょう》しながら眠ってしまうことが往往《おうおう》なので、後方の席を選《えら》ぶようにしているのであるが、このときは会長という立場もあって、指定された席についたのが不覚といえば不覚ではあった。

二人目の演題まではなんとか持ち堪《こた》えたが、三人目のときについに睡魔《すいま》におそわれてしまったのである。まさに、その講演が終ろうとする瞬間、満を持《まじ》していたかのように、右側に倒れ、コンクリートの床に叩き付けられたのである。

右半身に強い衝撃《しょうげき》を受けると同時に、右の鎖骨《さこつ》にボキッという大きな音。あれ！折れたなと感じながら、間髪《かんぱつ》を容《い》れずに跳ね起きて、まだ見えない敵に向かって瞬時に戦闘態勢に入ったのだから、われながら天晴《あっぱれ》ではあった。

空手《からて》の試合に明け暮れしていたのは学生時代。もう五十年以上も昔のことであるから、まさに昔取《むかしと》った杵柄《きねづか》。こんな昔のことを身体がおぼえていたのだからおどろきだ。

ところが、両拳で空手の構《かま》えを作ったのも束《つか》の間《ま》、これは決して空手の試合ではないことを覚《さと》って、構えを解《と》いて、居住《いずま》いを正したのは、これまたわれながら見事なことではあった。跳ね起きてからのすべては、一瞬のことであったから、空手の構《かま》えに気付いた人はいなかったのではないだろうか。ほとんどの人が、跳ね起きて居住《いずま》いを正したとしか感じなかったのではないだろうか。

床に叩き付けられたときは、相当大きな音がしたらしい。だから、多くの人々が注目したはずだ。そこで私が跳ね起きて居住いを正すのを見れば、少なくともそこに悲愴《ひそう》感はなかったにちがいない。駆《か》け寄って来てくれた演者のN医師も、その他の友人たちも終始笑顔だったのを見てもそれがわかる。

何事もなかったようにして、私も廊下に出て、わが病院に電話。今夜の当直医は整形外科のO医師ということを知って、そのあとのシンポジウムと懇親会《こんしんかい》の欠席を担当者に伝えて、タクシーで帰路へ。友人のAさんが同乗してくれる。

運転手さんも気を使ってくれて、穏やかな運転を心がけてくれたためもあるが、骨折の痛みはそれほどではない。診療も講演も相変らず犇《ひしめ》いているので、想《おも》いは、いかにキャンセルを最小限に抑えるかということのみ。

O医師によると、手術の方が良いということで、診療と講演の日程を考慮して手術日は10日後に。おかげで、診療は2日、講演は1回だけキャンセルということで済んだのは、じつにありがたかった。すべては跳ね起きるというダイナミズムによるものか。

## 9　好ける物は、薬にあっべし

肉類はもともと嫌いではなかった。都立駒込病院で食道がんの手術に明け暮れ精を出していることろは、年令も40代前半ということもあって、同僚《どうりょう》と連《つ》れ立《だ》って、よくビーフステーキを食べに行ったものである。

家庭ではステーキということはなかったが、すき焼きはしばしば登場した。とはいっても正確には八光鍋《はっこうなべ》だった。これは八光流柔術《はっこうりゅうじゅうじゅつ》の本部で覚えた、辛《から》いすき焼きである。垂《た》れのベースが鷹《たか》の爪《つめ》の煮汁《にじる》なので、普通のすき焼きの甘味はなく、ピリリと辛く、慣《な》れると、こちらの方が好きになってしまうのである。

25年くらい前から、講演や原稿の依頼が増えて来て、土曜と日曜は九段下のホテル・Gで過すことが多くなるにつれて、わが家でゆっくり夕食を摂る機会が減って来て、八光鍋の恩恵《おんけい》に浴《よく》することが激減してしまった。

ところがよくしたもので、ホテル内の日本料理のお店で、正統派のすき焼きを選ぶチャンスが増えて来たのである。ほぼ同じ頃から、よく通うようになった日暮里駅近くのお蕎麦《そば》屋さんで、一人盃を傾けたあとはかならずカツ丼で締めるというスタイルが定着して来たのである。

こうして、ステーキ、すき焼きそしてカツ丼の御三家《ごさんけ》が一世を風靡《ふうび》したのも束の間、まずは長野県は飯綱高原《いいづなこうげん》にあるホリスティックスペース「水輪《すいりん》」のステーキに感動して、ほかではステーキを食べなくなったのが異変の始まり。以降は、すき焼きもカツ丼も少しずつ頻度《ひんど》が減って行く。これは年令のしからしむるところか。最近では、すき焼きやカツ丼をいつ食べたか思い出せないくらいだ。

そもそも、がんの治療や予防のために肉類は禁忌《きんき》なのに、がん治療の専門家とみなされている帯津医師がなぜ、それほどまでに肉類にご執心《しゅうしん》なのかと訝《いぶか》る向きもあるかもしれない。

たしかに、2012年にアメリカの対がん協会が提案した、がんの治療と予防のための項目のなかに、加工肉《かこうにく》（ハム・ソーセージなど）と赤肉《あかにく》は避《さ》けるようにと大書《たいしょ》されている。しかし科学的根拠となるといまひとつであるし、私の養生法は貝原益軒《かいばらえきけん》の『養生訓《ようじょうくん》』にならって、「好きなものを少し食べよ」を基本路線《ろせん》としているのである。好きなものとは私のからだが、あるいはいのちが欲しているものであり、だからといって食べすぎると脾胃《ひい》（胃腸）の気を損《そこ》なうからである。

ところが最近、健康寿命《けんこうじゅみょう》というものがこれまで以上に取沙汰されて来たのである。WHO（世界保健機構）の定義によれば、健康寿命とは健康上の問題によって日常生活が制限されることなく生活できる期間のことであるという。持病の一つや二つあっても、日常生活になんの制限もうけなければよいのである。たとえば私は痛風《つうふう》と高血圧症という二つの持病をかかえてはいるが、毎日溌剌《はつらつ》として仕事に励んでいる。だから健康寿命の道をひた走りに走っていることになるのだ。

ところが健康寿命を維持するためには肉類、特に赤肉を大いに摂《と》るべしという、がんの予防と健康寿命とまったく反対のことを言われるのだから、はたと困惑《こんわく》の態《てい》といったところだ。しかし食べるということは喜びの源泉だ。ということは心の養生も兼ねているのである。つまり喜んで食べれば食材の不利を補って余《あま》り有るものがあるのだ。巡《めぐ》り巡って『養生訓』に帰って来たのだ。

〝好ける物は、薬にあっべし〟と。

## 10　裸足《はだし》と薄着《うすぎ》で風邪知らず

私は絶《た》えて風邪《かぜ》というものをひいたことがない。昔はいざ知らず、少なくとも最近の20年くらいは、いつ風邪をひいたかまったく思い出すことができない。

これまた、いつの頃からか、日々、風邪をひかないように細心の注意を払っている。私の場合、診療がすべて予約制である上に、土曜日と日曜日は講演の日程がびっしり詰《つ》まっていて、風邪をひいてキャンセルをするものなら、多くの方々に多大なご迷惑をおかけすることになるからだ。

そこでしばらくは漢方方剤《かんぽうほうざい》の葛根湯《かっこんとう》のエキス剤《ざい》をいつも携帯していた。葛根湯は葛根《かっこん》を主剤《しゅざい》とし、麻黄《まおう》、生姜《しょうきょう》、大棗《たいそう》、桂枝《けいし》、芍薬《しゃくやく》、甘草《かんぞう》の七味から成る方剤で、悪寒《おかん》（ぞくぞくとする寒気）、口渇《こうかつ》、発熱、悪風《おふう》（軽度の悪寒《おかん》で、風にあたったり肌を露出すると寒けを感ずるもの）、肩《かた》こり、下痢《げり》、嘔吐《おうと》などに用いる。

しかし、ここに列挙された症状が現われてしまったのではもう遅い。現われる前に、つまり危ない！と直感《ちょっかん》したときに服用すると効果抜群《ばつぐん》なのだ。どれだけこの恩恵に与《あずか》ったことか。

その後、ドイツの代替療法であるホメオパシーを対がん戦略のなかに入れるようになってからは、危い！と直感したら、アコナイト（Ａｃｏｎｉｔｅ、トリカブト）を用いるようになってしまったのである。

これがまた効果抜群。しかも、葛根湯のエキス剤は飲料水を必要とするので、タクシーの中で直感しても役には立たないのに、アコナイトは小さな仁丹《じんたん》ほどのピルを口に含んで溶かせばよいのだから、いつでもどこでも可能なのだ。そこで、いつの頃からか葛根湯ではなくアコナイトを携帯するようになったのである。

ところが、「週刊朝日」に貝原益軒《かいばらえきけん》の『養生訓《ようじょうくん》』の解説を連載することになって、『養生訓』をくり返し繙《ひもと》いているうちに、次の文章に行き当たったのである。

「冬《ふゆ》と衣服《いふく》」冬は天地の陽気が閉じかくれて、人間の血気が静まるときである。心気をおちつけて、体内におさめて、たもっておくがよい。温めすぎて、陽気を発生させ外に泄《も》らしてはいけない。上気《のぼせ》させてもいけない。衣服《いふく》を温めるのも、ほどほどでよい。熱いのはいけない。厚着《あつぎ》をしたり、火気《かき》で身体を温めすぎてはいけない。熱い湯に入浴してもいけない。労働して汗を出し、しかし湯気を泄《も》らしてはいけないのである。

（貝原益軒『養生訓』講談社学術文庫）

これにはおどろいた。冬場の寒中、寒さを嫌《きら》って身体を温めすぎてはいけないというのだ。これこそ、まさに逆説。これまで一度たりとも、こんなことを思ってもみなかった。寒中といえども、いや、寒中だからこそ厚着は人体にひどくわるいというのだ。ここで忽然《こつぜん》として悟《さと》ったのである。なんだ、これは俺《おれ》のことを言っているのではないかと。

そうか、私が久しく風邪をひかないのは葛根湯やアコナイトのためばかりではなく、冬場の薄《うす》着のためだったのだと。

私の場合、夏でも冬でも原則として服装は同じである。丸首の薄《うす》い下着《したぎ》に普通のYシャツ。あとは上着《うわぎ》。上着の厚さは夏冬で違うがセーターもチョッキも無い。患者さんを診察するときは半袖シャツ。袖《そで》口が患者さんの身体に触れては失礼であるからだ。

その上、仕事中は一年中、裸足《はだし》である。靴下が子供の頃から嫌いなのだ。患者さんが私の裸足を見て、

「この寒いのに、お元気ですねぇ…」

とおどろいている。

寒さは感じながらも、これもまたダンディズムなのか。『養生訓』で自信がついた。

## 11　そもそも人はなぜ治るのか

いつ、どのようにしてなったのか、まるで覚えていないが、私は「一般社団法人　エステティッ

クセラピスト協会」の理事長を務めている。エステティックとは全身美容のことで、セラピストとは物理療法《ぶつりりょうほう》や心理療法《しんりりょうほう》の治療士のことであるから、全身美容師ということになるが、セラピストというからには、そこに、より健康的な心身をめざすという医学的な要素が加味されることになるのだろうか。

およそ美容的なセンスのない私が理事長の任にある理由は、この医学的な要素にあるのだろうと私自身は理解している。この協会のモットウが
「エステティックで　心身ともに健康的で美しく」

であるのをみても、頷《うなず》けるというものだ。

そして私の仕事というと、この協会が年に一回開催《かいさい》する「セラピストコンテスト」をお知らせするパンフレットに挨拶文《あいさつぶん》を書くことと、コンテスト当日に開会を宣言《せんげん》することにある。ごく些細《ささい》なことではあるが、十分にその意義《いぎ》を認めてはいる。

今年の挨拶文をお読みいただいて、その点をご理解いただければ幸いである。

「セラピストコンテストを迎えて」

より美しく、より美しくとどこまでも美しさを追求していくのが、あなた方、エステティシャンの仕事です。

一方、より高く、より高くと生命のエネルギーを高めていくのが代替療法《だいたいりょうほう》（西洋医学以外の治療法）の仕事です。だから、代替療法はホリスティック医学（人間まるごとの医学）のなかでも、医療のなかでも、その一翼《いちよく》を担うきわめて大事な存在なのです。

そもそも人はなぜ治るのでしょうか。

１人体の一部に生じた故障を、あたかも機械を修理するかのように是正する〝治し〟の方法。もっぱら西洋医学が担当します。

２下降した生命のエネルギーの回復をはかる、あるいはより上昇させる〝癒《いや》し〟の方法。もっぱら代替療法がこれを担当します。

この両者を統合した上に、患者さんと治療者が築く関係性の効果が加わって、人は治癒していくのです。ところで、関係性の効果とはどういうことでしょうか。私たちは虚空《こくう》から只一人やって来て、再び一人で虚空に帰って行く、孤独なる旅人です。

旅人は旅情を抱いて生きています。旅情《りょじょう》とは喜びと悲しみ、ときめきとさびしさなどが錯《さく》綜《そう》する、しみじみとした旅の想《おも》いです。そして、その底辺にはかならず哀しみが横《よこ》たわっているのです。

このように生きる哀しみこそ人間の本性なのです。だから自分の生きる哀しみを慈しみ、相手の生きる哀しみを敬って、両者が寄《よ》り添《そ》い合《あ》うことが、とりもなおさず関係性なのです。

こうして、人はなぜ治るのかについて考えてみますと、医療とエステティックが非常によく似たメカニズムの上に成り立っているのがおわかりになると思います。

エステティックの場合の〝治し〟はあなたの技術です。技術は高ければ高いほど良いのです。技術を磨《みが》くことに終りはありません。そして〝癒し〟はクライアントの美しさの根源ともいうべき内なる生命エネルギーを高めることです。

そして、あとはぴたりと寄り添い合えばよいのです。これほど楽しくもやりがいのある仕事はないのではないでしょうか。皆さん、この道を歩《あゆ》む仕合せをかみしめながらコンテストを勝ち抜いて下さい。ご健闘《けんとう》をお祈り申し上げます。

# 第3章

# 人生まるごと健康法

3

## 1「道を楽しむ者は命長し」

今年の沖縄養生塾《ようじょうじゅく》も盛会裡《せいかいり》に終《お》え、大型台風5号を追いかけるようにして帰って来た。羽田空港は水しぶきの中に煙《けむ》っていた。沖縄も今年が最後かなあという思いが胸をよぎる。なにしろ15年のお付《つ》き合《あ》いだ。養生塾として10年（毎年夏冬《なつふゆ》の2回）、ファンクラブとして5年ということになる。

合わせて25回。

今年のポスターには、

「21世紀養生塾沖縄　第5回　帯津良一先生を囲《かこ》むファンクラブの集い」

と二つの異なるテーマが併記されている。なんとなく15年を総括《そうかつ》する雰囲気が漂《ただよ》っている。

無理もない。主催するO夫妻は共に80代。彼らをサポートするS夫妻は、これまた共に70代ずっぽり。これまでよくやって来てくれただけに年は争《あらそ》えないところなのではないだろうか。

今年も会場は豊見城城跡《とみしろじょうし》公園の中にある「沖縄空手《からて》会館《かいかん》」の中の研修会の一つ。およそ90人の参加者の中に、いつも最後に身に余《あま》る励ましの言葉をいただくT名誉教授夫妻、私のことを人生の師と公言《こうげん》してはばからないHさん、そして宮古島の中年三美人といった懐かしい顔が揃っているのがうれしい。

私の講演のテーマは特に定まってはいない。いつも最近の経験のなかから自由に喋《しゃべ》らせていただく。今年の話の皮切《かわき》りは昨年の10月の学士会館での右鎖骨骨折《みぎさこつこっせつ》事件。最前列で講演を聴いているうちに眠ってしまい、床に叩きつけられて目覚め、一瞬、学生時代の空手《からて》の試合と錯覚して、跳《は》ね起きて戦闘態勢に入ったという話である。場所が場所だけに思わぬ大受け。

結局のところは『養生訓』の「人生の幸せは後半《こうはん》にあり」に落ち着く。

これは大好きな言葉であって、しばしばテーマに採り上げてはいるが、範囲が広いのでT・P・O次第で話題が豊富なところがいい。

それでも基本はいまでも敬愛してやまない立川昭二《たてかわしょうじ》先生だ。先生は老後を豊かに送るための条件として、
1 生活費
2 健康
3 生き甲斐
を挙げている。生活費はもちろん大事だが、貯金を増やそうなんて考えないほうがよい。そのためには、貝原益軒先生が言うように、家業《かぎょう》に励《はげ》むことによって日銭《ひぜに》を稼げばよいのだ。

それもその日の晩酌代《ばんしゃくだい》だけでいいのだ。尊いのは労働《ろうどう》の喜びだ。健康については再三言うように検査結果の数字はどうでもよいのだ。内に生命の躍動があればよいのだ。そしてベルクソンの歓喜と創造である。Oさんが率いる「天遊会《てんゆうかい》」がファンクラブの母体だが、これが何を隠そう太極拳の会なので、歓喜と創造に寄与する太極拳の役割、すなわちあの無限のダイナミズムを生《う》み出す、長江大河《ちょうこうたいが》の如く、滔滔不絶《とうとうふぜつ》、一気可成《いっきかせい》と表現される「套路《とうろ》」と手首の原穴《げんけつ》の刺激を強調。

そして最後の生き甲斐は、これまた『養生訓』の

道を楽しむ者は命長《いのちなが》し

である。そうなのだ。生きるということは道を楽しむことなのだ。益軒《えっけん》先生の道は『老子《ろうし》』のタオからで出ていると思うが、別にそれにこだわらない。人それぞれの道があっていいのである。要は内なる自由を獲得《かくとく》できればよいのである。

那覇《なは》空港での別れ際、Oさんに請われて、

道を楽しむ者は命長し。

貝原益軒『養生訓』

2018年6月10日　帯津良一

と恥ずかしげもなく下手な揮毫《きごう》としたものである。

## 2　やって来た調和の真人《しんじん》

調和道丹田呼吸法《ちょうわどうたんでんこきゅうほう》を御存知だろうか。明治40年（1907年）に真言宗智山派《しんごんしゅうちざんは》の僧侶《そうりょ》、藤田《ふじた》霊斉《れいさい》師によって創始された呼吸法である。この頃は明治の文明開化の空気のなかで健康法としての呼吸法がもてはやされていたらしい。その数ある呼吸法の中で、岡田虎二郎《おかだとらじろう》先生の岡田式静坐法とこの調和道丹田呼吸法が天下の人気を二分していたという。

後に、ハワイに進出、さらにアメリカ本土を窺《うかが》うという隆盛《りゅうせい》を極《きわ》めた調和道協会が、その100年を超える赫赫《かっかく》たる歴史に、いまや幕を閉《と》じようとしている。いくばくかの寂《さび》しさを包み込んで感無量といったところか。

私が調和道協会に身を投じたのは都立駒込病院で食道がんの手術に明け暮れ励んでいた頃であるから、1970年代の後半。もう半世紀以上も以前のことである。当時、八光流《はっこうりゅう》柔術に励んでいた私は、あるとき、呼吸法の重要性を直観し、その頃、鶯谷《うぐいすだに》の駅の近くにあった協会本部の門を叩いたのである。二代目の村木弘昌《むらきひろまさ》会長の時代である。

よき師、よき友に恵《めぐ》まれて、呼吸法に励んでいるとき、いつの頃だったか、虚空《こくう》が見えてしまったのである。さすがに虚空の力は偉大である。その力に背中を押されて呼吸法三昧《ざんまい》となっているところで、1980年の北京で気功に出会い、がん治療における中国医学のエースであると直観し、中西医結合のがん治療を旗印《はたじるし》にした病院を開く。

やがて人間まるごとを対象とするホリスティック医学にスライドし、理想のホリスティック医学を追い求めるなかで、気功は常にその中核を為して来たわけであるから、協会に対しては特別の思いがあるのである。

個人的な事をいえば、村木弘昌先生にはずいぶんと可愛がられた。本部での実修が済むと、先生に連れられて近くの「ほてい」なる居酒屋さんに。呼吸法の話に花を咲かせながら杯《はい》を酌《く》み交わしたものである。

あるとき村木先生からの電話である。

「…北京大学の経済学部の助教授先生のご依頼で、北京大学で講演をすることになったのですが…よろしかったら、帯津先生にもご同道《どうどう》願えないでしょうか」

まだ、1989年6月の天安門事件の前である。北京大学は静謐《せいひつ》にしてアカデミックな雰囲気に包まれていた。前座をつとめる私の演題は「中西医結合によるがん治療」。終った途端に学生さんの一人がさっと挙手。

「あなたの〝気〟に対するご見解をお聞かせ下さい」

という質問に一瞬、たじろいだのが昨日のように蘇《よみがえ》って来る。

その後、村木先生の後を継いで三代目の会長を拝命。もともとその任にない私が協会のためにいかほどの貢献ができたか、はなはだ心許《こころもと》ないが、17年間つとめて、四代目の会長はかの有名な日野原重明《ひのはらじげあき》先生。先生ご逝去のあとは会長代理の鈴木敏雄《すずきとしお》代表理事がよく訪れ来るようになり、協会の頽勢《たいせい》覆《おお》うべくもないことを知る。

最後の最後に、協会のシンボルともいえる「調和の真人《しんじん》」、男女二体の木像《もくぞう》を私に預《あずか》って来れという。藤田霊斉師がその昔、東京芸術大学の彫刻科の教授に依頼して作成したものとあって、じつに神神《こうごう》しい。

真人とはまことの道を体得した人のこと。人間の理想像である。その上、真人を目指して切《せっ》磋《さ》琢《たく》磨《ま》した多くの人々の思いが染《し》み込《こ》んでいる。身を正してお預《あず》かりすることにした。病院の道場に安置してみると、じつにぴたり、ずっと以前からあったようだ。ご縁というものの不可思議さに、あらためて身を正したものである。

## 3　アインシュタイン博士の一言「自分以外のもののために生きられるか」

このところの台風の多さはどうだ。大きな被害を残して24号が行き去ると、もう南の海上に25号が発生しているのである。テレビといえば、朝の5時のNHKニュースしか見ないので、これが気象庁のものなのかNHKさんのものなのかわからないが、

「大気が不安定で………」

「大型でつよい台風………」

といった表現が耳についてしまった。

それよりは、

天災は忘れた頃にやって来る。

のほうがずっと新鮮だ。これは漱石《そうせき》門下の寺田寅彦《てらだとらひこ》の言葉とされているが、地球物理学が専門の彼のことだから十分にあり得ることだ。漱石の『三四郎』のなかに東京大学で物理学を専《せん》攻《こう》している野々宮宗八《ののみやそうはち》さんという人が出て来るが、この人が寺田寅彦のモデルといわれている。

朝日新聞紙上に『三四郎』の連載が始まるのが1908年。この頃は天災は忘れた頃にやって来るくらい珍しい存在だったのだろう。いや、この頃だけではない。三四郎の青春にあこが

れて、私が本郷で大学生活を送った1950年代後半も伊勢湾台風《いせわんたいふう》という例外はあったが、天災は珍しい存在にはちがいなかった。

天災だけではない。昨今の紛争の多さはどうだ。常時、世界の何ヶ所かで、どんぱちやっている。今年のノーベル平和賞だってそうだ。テーマがISによる性的暴力というのだからあきれてしまう。小さな殺人事件に至っては日常茶飯事だ。これはもう地球の場の自然治癒力が低下しているとしか言いようがない。このまま自然治癒力の凋落《ちょうらく》が進めば地球の滅亡《めつぼう》だって冗談ではなくなるのではないか。

私が川越に養生塾を開いた20年ほど前にもすでにこの兆しは見えていた。養生塾の当初の目的は、ホリスティック医学の成就に向けて歩《あゆみ》を進めることにあった。というのはホリスティック医学とは人間まるごとの医学であるから、からだ、こころ、いのちが一体となった人間まるごとを対象とするものであるが、これを時間的にとらえれば病《やまい》というステージに止《とど》まらず、生老病死のすべてのステージを対象とすることになる。

すなわち医療と養生の統合をもって嚆矢《こうし》とするのである。そこで養生塾の開設と相成ったわけであるが、開塾《かいじゅく》2～3ヶ月にして気がついたのである。太極拳を舞う皆さんがじつにいい顔をしているのである。初心者もいれば10年選手、20年選手のベテランもいる。それがいっしょになって舞うわけだから、形は乱れに乱れている。

ここでかつて仏教学の鎌田茂雄《かまたしげお》先生の言葉を思い出したのである。先生も太極拳に関しては一角《ひとかど》の手練《てだれ》である。

太極拳は形ではありませんよ。いのちがあふれ出ればいいのです。

そうか、あの顔はいのちがあふれ出てる顔なのだ。

いのちをあふれ出させる人を一人でも多く世に輩出《はいしゅつ》させることによって地球の自然治癒力の回復をはかることがわが養生塾の目標になったのである。爾来《じらい》18年余にわたって努力してきたが、地球の自然治癒力は一向に上昇してこない。

なぜだ!?と思った時、A・アインシュタイン博士の言葉に行き当たったのである。

人は、自分以外のもののために生きられるようになってはじめて生のスタートを切る。自分自身に向けるのと同じだけの関心を仲間にも向けられるようになったときに。

最高の知性の言葉である。ずしりと重い。わが養生塾の目標がより高みに昇ったようだ。

## 4　生きるかなしみに浸《ひた》るとき

山田太一さんの著書に『生きるかなしみ』（ちくま文庫・平成7年）というのがある。正確にいうと生きるかなしみをテーマにした短編小説やエッセイを15篇《へん》ほど集めた本であるから山田太一編ということである。

最初に山田太一さんご自身のエッセイ「断念《だんねん》すること」が登場する。その中で生きるかなしみについて次のように解説している。

「生きるかなしみ」とは特別《とくべつ》のことをいうのではない。人が生きていること、それだけでどんな生《せい》にもかなしみがつきまとう。「悲しみ」「哀しみ」時によって色合いの差はあるけれど、生きているということは、かなしい。いじらしく哀しい時もいたましく悲しい時も、主調底音は「無力」である。

存在の儚《はかな》さから来るかなしみだというのである。

じつは、この本を読む少し以前から人間の本性とは何かと、あれこれ考えを巡らせていた。それはがん治療における心理療法《しんりりょうほう》に反映させようと考えたからである。

併せて人間を観察することもおこなっていた。たとえばお蕎麦屋《そばや》さんである。以前から会合や講演からの帰路、まだ陽《ひ》のあるうちに、お蕎麦屋さんで一人杯を傾けるのが好きなのである。

そのような場合、私のほかにも一人杯を傾けている人が、一人二人居るものなのだ。中年のサラリーマン風の男性で、やはり外での仕事からの帰路にちがいない。これ幸いと、その人たちをちらちらと盗み見ながら飲んでいて、ある時、気がついたのである。一人杯を傾けている人の肩のあたりに哀愁《あいしゅう》が漂っているのである。一人だけの特例ではない。三人居れば三人ともに哀愁を漂わせているのである。

椎名《しいな》誠《まこと》さん流にいえば〝哀愁の町に霧《きり》が降っている〟のである。

そこで悟《さと》ったのだ。人間の本性は悲しみであると。

ところでかなしみには愛《かな》しみ、悲《かな》しみ、哀《かな》しみの三つの文字が当てられている。このうち〝愛〟とはいとおしむこと。情愛《じょうあい》。〝悲・哀〟はかなしむことと両者の間には一線が画《かく》されている。

しかし悲と哀は〝悲哀〟というくらいで、その違《ちが》いははっきりしない。山田太一さんも
「悲しみ」「哀しみ」時によって色合いの差《さ》はあるけれど…

としている。そこで私も山田太一さんに倣《なら》って〝かなしみ〟と平仮名《ひらがな》でまとめることにしたのである。

ところで、どうして生きることにかなしみが付きまとうのか。人間がそもそも儚《はかな》い無力な

存在であることに由来していることもたしかなことだろう。しかし、私は『生きるかなしみ』の最後に登場する水上勉《みずかみつとむ》さんの孤独なる旅人説《たびびとせつ》に惹かれるのである。

私たちは生《う》まれ故郷《こきょう》の虚空《こくう》から只一人この世にやって来て、再び只一人生まれ故郷に帰って行く孤独なる旅人である。旅人は旅情《りょじょう》を抱いて生きている。旅情とは喜びとかなしみ、ときめきとさびしさなど錯綜するしみじみとした旅の想いではあるが、その底辺にはかなしみが存在していることに気がついたのである。

講演の帰路、空港や駅のレストランで40分ほど旅情に浸《ひた》るのである。お伴《とも》は生ビール2杯に焼酎のロック2杯。時計は要らない。飲み終って立ち上がると丁度《ちょうど》40分である。その間、わが来し方行く末の日々に想いを廻《めぐ》らしながら、わが人生を俯瞰《ふかん》するのである。

するといつしか、あの日この日の一日一日がいとおしくなり、そこに登場する誰彼《だれかれ》の生きるかなしみに対して、えも言われぬやさしさが湧き起って来るのである。

## 5 「間《ま》」の呼吸を会得するのに40年

わが病院の気功道場に今年になって増えたものがある。調和道協会からお預《あず》かりした「調和《ちょうわ》の真人《しんじん》」の木像《もくぞう》男女二体と200冊ほどの協会の蔵書を擁《よう》した本棚一竿《ひとさお》。じつは先般、112年の歴史を有する協会が幕《まく》を閉じたのである。創始者は真言宗の僧侶である藤田霊斎《ふじたれいさい》師、二代目の会長が医師の村木弘昌《きむらひろまさ》氏、三代目が私で、四代目がかの有名な日野原重明《ひのはらしげあき》氏である。

残念な気持ちもあるが、養生の歴史に一つの時代を築いたという達成感もある。ある朝、調和《ちょうわ》の真人《しんじん》を眺めている際に初めて気付いたのである。私が調和道協会の門を叩いてからすでに40年経《た》っていることを。えっ40年！ある種の感慨が全身に満ちる。

因みに、調和の真人とは調和道が目指す〝真《まこと》〟の道を体得した人のことである。換言すれば叡智《えいち》、至誠《しせい》、剛勇《ごうゆう》、健康《けんこう》の四徳を備えた人のことであり、それを男女ともに胸に掛けた鏡《かがみ》・掌《たなごころ》に乗せた玉、腰に佩《お》びた短剣、そして充実した下腹部で表わしている。

私が調和道協会の門を叩《たた》いたのは、その頃、鋭意励《えいいはげ》んでいた八光流柔術《はっこうりゅうじゅうじゅつ》の上達のためであった。そもそも技とか芸というものは、その技とか芸に特有の呼吸というものを持ち合わせている。だからその呼吸を先《ま》ず以《もっ》て身につけることが上達のはやみちであると考えたのである。

この場合の呼吸は呼《は》いたり吸ったりの呼吸ではなく、呼吸をそろえるというように、動作をともにする人と人との間《ま》の調子のことなのだ。ぱっと呼吸法に飛び付いたのは短絡のそしりを免れないといささか反省気味のときに、協会顧問の三木成夫《みきしげお》先生に出会ったのである。先生は東京大学医学部の先輩で解剖学《かいぼうがく》とりわけ発生学《はっせいがく》が専門《せんもん》である。呼吸の発生にも一家言《いっかげん》を有している。

およそ四億年前、私たちの祖先が海中の生活を捨てて陸上の生活に移る際に呼吸についての大変革に当面《とうめん》することになる。海中では鰓《えら》呼吸であり、これは平滑筋《へいかつきん》が担当する。一方運動筋は横紋筋《おうもんきん》であるから両者の間には分業が成立する。いくら泳いでも呼吸が乱れることはない。

陸上では肺《はい》呼吸である。肺を動かす筋肉は横紋筋である。分業は利《き》かない。激しく動くためには呼吸を止めなくてはならない。だから時々体動を止めて息を継がなくてはならない。これが間合いである。かくして呼吸法に間合《まあ》いは付き物だったのである。私の呼吸法の選択は正しかったのである。

今は亡き三木成夫先生がなつかしい。

呼吸法に分け入って間もなく、西洋医学に中国医学を合わせた、いわゆる中西医統合によるがん治療に着目し、中国医学ががん治療にどのように貢献しているかをこの目で確かめるべく初めての訪中。1980年9月のことである。

ここで初めて気功に出会う。場所は北京市肺がん研究所附属病院の中庭。ここで気功は呼吸法だと覚り、これぞがん治療と予防のための中国医学のエースだと直観する。そして中西医統合を旗印にした、気功道場を併設した病院を開いたのが1982年の11月。中国の気功界との交流が足繁《あししげ》くなる。

なかでもしばしば訪れたのが上海市立気功研究所。当時の研究所はまさに梁山泊《りょうざんぱく》。気功の名人がごろごろしていた。彼らにその気功歴《れき》を問うと異口同音《いくどうおん》に40年と答える。そうか気功は40年やって一人前なのだと覚り、わが道場の気功師たちに、40年はつべこべ言わずにやるようにと檄《げき》を飛ばしたものである。わが道場の歴史は38年目を迎える。まだまだ静かなものである。

それが私だけ一足お先に40年を迎えてしまったのである。調和の真人たちに新たな決意を表明した次第である。

## 6　体《たい》は花　用《ゆう》は匂《におい》のごとし

太極拳の恩師である楊名時《ようめいじ》先生に『太極拳のゆとり』なるご著書《ちょしょ》がある。このたび新装版が出るにあたって「あとがき」の御鉢《おはち》が私に回《まわ》って来た。身に余る光栄とばかりにお引き受けして読んでみて、おどろいた。只物ではないのである。太極拳の真髄《しんずい》に迫っているのだ。

このような好著を一度も手にしたことがなかったのが恥ずかしかった。それにしても本好きの私にして何故なのだ。奥付《おくづけ》を見ると初版本は１９８０年に出ている。この年は私はまだ太極拳とは無縁である。しかし、その後も再版本が出ているので、どこかで目にしているはずだ。それなのに一度も読んでいないのが不思議であった。

つらつら考えてみるに、私の立つ位置が楊名時先生に近すぎるが故の顛末《てんまつ》だったのではないだろうか。世阿弥流《ぜあみりゅう》に言えば、その著『至花道《しかどう》』に

能《のう》に体《たい》・用《ゆう》の事を知るべし、体は花、用は匂《におい》のごとし

とあるように、花は楊名時先生ご自身、匂《におい》つまり働《はたら》きが著書ということではなかったのだろうか。本体に近すぎて、その働きに背を向けてしまったにちがいない。

自慢にもならないが、先生から太極拳を習ったことは一度もない。ひたすら酒を酌《く》み交《か》わ

していたのである。先生が昇段審査《しょうだんしんさ》や講演のために出張する際はかならずといってよいほど、私にお声がかかってくるのである。旅先での一杯を楽しむためにである。もちろん講演のお手伝いも決して厭《いと》わなかったが。

特に、先生の晩年の6〜7年間は、月に3回ほどのペースで先生のご自宅を訪れて酒を酌み交わしていた。二人の酒席は午后6時半開始の午後8時半終了の二時間かっきり。席に着くとお互いの手帖を出して次の日程を決める。先生は日本酒、私は先生の故郷の山西省《さんせいしょう》の銘酒《めいしゅ》である汾酒《ふぇんちゅう》で乾杯。

これが本当の日中友好だと言いながら酒宴がはじまる。まさに二人にとっての至福の時間。最初から楽しくて仕方がないのであるが飲むほどに酔うほどに二人が共有する場のエネルギーが弥《いや》が上《うえ》にも上昇していくのである。なぜだかわからない。

少なくとも話の内容ではない。二人ともに他人の悪口は言わない。テレビや新聞を賑《にぎ》わせている事件には一切触《ふ》れることがない。太極拳の太《た》の字もなければ、老荘《ろうそう》などの中国の古典の話題も滅多なことでは出ない。では何を話しているのか。あとから思い出そうとしても何も出て来ないのだ。あの場のエネルギーの高揚は何処から来るのか。これが私にとって永い間の謎《なぞ》だったのである。

その謎が『太極拳のゆとり』を読んでいくうちに忽然《こつぜん》と氷解《ひょうかい》したのである。たとえば先生の鑑真和上《がんじんわじょう》に対する思い入れが並《なみ》ではないと思っていたが、その経緯《けいい》まではまったくわからなかった。それが本書の

太極拳の中に鑑真和上の心を生かしたい。

日中文化交流に命をかけた心強い信念を学びたい。

という文章に接して大いに納得《なっとく》したのである。

また、含胸抜背《がんきょうばっぱい》（胸をゆったり、背はのびのび）、分清虚実《ぶんせいきょじつ》（虚実をはっきりと）などの稽古《けいこ》の要諦も簡にして要を得ている上に、太極拳の真髄として行雲流水《こううんりゅうすい》を挙げながら、日日、太極拳を行うことによって、何かさわやかな日が送れるような気がする。

と気負いがないところがすばらしい。

酒を酌み交わしながら共有する場のエネルギーが上がって行ったのは、体と用《ゆう》の相乗作用の結果だったのだ。花は体、匂は用《ゆう》の世阿弥の境地も同じダイナミズムのうちか。

## 7　そして患者会のエースになった

われらが同志のOさんが、このほどご自身の闘病記を一冊の本にして上梓《じょうし》しました。同志といっても医療従事者ではありません。病院の近くで小さな町工場を経営していました。それが直腸がんにかかって、うちの病院で手術をしたのです。およそ28年前のことです。

がんはすでに直腸の外膜《がいまく》を破って進行していて、リンパ節転移《てんい》もかなり広範囲に及んでいました。だから手術で疑わしいところはすべて切除できたのですが、それでも再発の可能性は十分にあったのです。それも28年も再発なしで頑張ってこられたのは、彼の生《い》き様《ざま》の然《しか》らしめるところといってよいでしょう。

その生き様の一つが気功《きこう》です。私の病院では気功の道場があって、週に30回も気功教室が開かれています。気功は中国古来の養生法の一つですが、なんとこれが自然治癒力を高める最右翼《さいうよく》なのです。その秘密は気功の基本である調身《ちょうしん》、調息《ちょうそく》、調心《ちょうしん》の三要《さんよう》にあります。

調身：姿勢をととのえることで、その典型が上虚下実《じょうきょかじつ》すなわち上半身の力が抜けて下半身が充実《じゅうじつ》した状態。

調息：呼吸《こきゅう》をととのえることで、その典型が呼主吸従《こしゅきゅうじゅう》すなわち呼気《こき》に気持ちを込めること。

調心：心をととのえることで、その典型が心を何処《どこ》にも留《とど》めないで自由にしておくこと。すなわち意識の解放。

そして内なる生命場《せいめいば》のエネルギーが生命《いのち》で、なんらかの理由で生命場のエネルギーが低下したとき、これを回復すべく本来的に生命場に備《そな》わった能力が自然治癒力です。換言すれば、体内の秩序性《ちつじょせい》が高まったときに自然治癒力も向上して来ます。

一方、体内でエネルギーが変換されるたびにエントロピー（ある種の廃棄物《はいきぶつ》）が発生します。だから体内でエネルギーがエントロピーを凌駕《りょうが》している状態が秩序性が高い状態ということになります。

かくして調身と調心は身心のあらまほしき状態をつくることによって体内のエネルギーを高め、これがエントロピーを凌駕《りょうが》することによって秩序性の向上をはかるもので、これを自己《じこ》組織化現象《そしきかげんしょう》といいます。そしてもう一つの調息は呼気によってエントロピーを体外に捨てることによって体内の秩序性を向上させるのです。こうして気功は自然治癒力を高めるエースの座を確保したのです。

入院中にすっかり気功の味を占めてしまったOさんは毎日のように病院にやって来て、道場で気功をしたり仲間の患者さんたちと話したり、じつに楽しそうです。そんな日々のある日、畏《かしこ》まった表情で、少しでも病院に恩返《おんがえ》しがしたいので、町工場を畳《たた》んで病院に就職《しゅうしょく》させて欲しいと言って来たのです。

医療者でもないOさんが、果たしてどんな形で病院の仕事に貢献してくれるのか多少の戸惑《とまど》いもありましたが、その人柄にほだされて来てもらうことにしました。それからのOさんは黙《もく》黙《もく》と病院のため、患者さんのために力を尽くしてくれています。

まずは〝患者会《かんじゃかい》〟を立ち上げました。今秋《こんしゅう》には設立20周年です。

また月一回の病院から車で10分ほどの伊佐沼公園《いさぬまこうえん》での早朝練功も、リーダー格で一度も欠席したことがありません。その上、遠方からの参加者を何人も自宅に泊めて連れて来るのですから大変です。合間《あいま》には入院患者さんにビワ葉温灸の施術です。

医療には患者さんの立場に立っていろいろなことを考えたり、医療者と患者さんをつなぐような役割の人が必要なのです。とにかく患者さんはストレスをかかえていますから、それをほぐしてくれるような人が。Oさんはそれこそぴったりなのです。

## 8　ナイス・エイジングのすすめ

一年間にわたって、ホリスティック医学の立場から認知症の予防法のあれこれを週刊誌に掲載して来た。その結果、予防法のヒントが日々の生活のなかに数多く潜在《せんざい》していることがわかって来た。それも楽しい方法が多いのである。

たとえば労働のあとの晩酌。赤赤と燃えるような初鰹《はつがつお》の刺身にニンニクのスライスをのせて。憎《にく》からず思っている女性と盃《さかず》を酌《く》み交《か》わしたあとハグをして別れるなどである。

それにしても認知症は老化現象であるから、いくら頑張ってもいずれは倒されるのである。負戦《まけいくさ》であることは初めからわかっているのである。アンチ・エイジング（ａｎｔｉ－ａｇｉｎｇ）などと言ってみても残るのは空《むな》しさだけなのだ。

だからといって、ただ一度の人生である。唯唯諾諾《いいだくだく》としてこれに従うことはないのである。大いに、しかも明るく逆《さか》らって、後半生《こうはんせい》を少しでも長くかつ充実させたいものである。つまりアンチ・エイジングではなく、ナイス・エイジング（ｎｉｃｅ－ａｇｉｎｇ）なのだ。

貝原益軒のいう〝人生の幸せは後半にあり〟を体現したものがナイス・エイジングなのだが、プロ野球のナイス・ピッチング（ｎｉｃｅ－ｐｉｔｃｈｉｎｇ）およびナイズ・バッティング（nice-batting）をイメージしていただければよいし、そこにはかならず小気味《こきみ》よさが伴っていることを思い出していただければよいだろう。

そして、一口にナイス・エイジングといっても、当然のことながら、人それぞれである。そこで、私自身が実践躬行《じっせんきゅうこう》しているナイス・エイジングのためのあれこれについて紹介しよう。

1、日々、攻めの養生を果たしていく。

体を労《いた》わって病《やまい》を未然に防ぎ天寿《てんじゅ》を全《まっと》うするというこれまでの養生が守りの養生なのに対して、日々生命のエネルギーを高めていき死ぬ日を最高に、その勢《いきお》いを駆《か》って死後の世界に突入するという養生が攻めの養生である。

死をもって終わりではなく死後の世界に展望を抱くところが一歩前進というところか。

2、ときめきのチャンスは逃がさずに物にする。命の躍動（エラン・ヴィタル）。生命の躍動とときめきは表裏一体。だからときめきのチャンスは可能な限り物にする。

3、生と死の統合を目指す。

ホリスティック医学の窮極《きゅうきょく》は生と死の統合。攻めの養生を飛躍的《ひやくてき》に向上させるのも生と死の統合。生と死の統合をはかるためには、まずは自らの死を手繰《たぐ》り寄《よ》せて手の内に入れること。その方法は人それぞれだが、私はわがラストシーンや、すでにあちらの世界に居《きょ》を移《うつ》した先輩友人たちとの交流を折りにふれてイメージしている。

4、これまで通り気功をこつこつと。

気功を続けて40年。気功の効果は練功《れんこう》日数の関数《かんすう》であることを実感。これからもこつこつと続けていく所存である。

5、毎夕の晩酌が最後の晩餐。

最後の晩餐が生み出す歓喜は史上最高。酒の肴《さかな》は貝原益軒に倣《なら》って好物のみ。湯豆腐と旬の刺身は毎日。塩辛に酒盗も毎日。そのほかに、もやし炒めやキャベツの炒めにウスターソースをたっぷりかけて。肉類は若い時に較べればめっきり少なくなった。たまにすき焼きが登場するくらい。

そのほか下半身を衰えさせないためにこまめに動くこと。常に恋心を忘れないなど枚挙《まいきょ》に遑《いとま》が無いが大いにナイス・エイジングを楽しんでいる。そうそう原稿の締切《しめき》りも大好きだ。

## 9　楊名時先生のナイス・エイジング

わが太極拳の恩師である楊名時《ようめいじ》先生こそ、ナイス・エイジングを地《じ》で行《い》った人であると思ったのはいつだったか。もちろん現在でもその考えに変わりはない。正真正銘《しょうしんしょうめい》の恩師であるのに、先生から太極拳の技《わざ》を教えていただいたことは一度もない。ただお酒を酌《く》み交わしていただけである。

前でも少しふれたが、出会いは忘れもしない1980年7月29日。蔵前の国技館で中国武術代表団の公演が開かれていたのである。私はまだ太極拳に手を染《そ》めてはいない。

一足先に楊名時太極拳に入門していた家内の稚子《わかこ》に誘われて出向いたというわけである。多分、休憩時間にでも偶然お会いしたのにちがいない。ごく在《あ》り来《きた》りな挨拶を交わしただけなのである。

ただ何か先生との間に響《ひび》き合うものがあったらしく、その後急速にお付き合いの頻度が増えていく。先生が昇段審査《しんさ》などで津津浦浦《つつうらうら》に出向くときに誘われてお供をするのである。医学的見地から見た太極拳についての短い講演をするとしても、主眼は晩酌のお相手であった。先生ほどの飲み手となればこちらとしてはいやも応《おう》もない。喜んでお供を買って出たものである。

先生の晩年の6～7年間は月に3回ほど、先生のご自宅で差《さ》しつ差《さ》されつであった。テーブルにつくと乾杯の前に2人がそれぞれの手帖を開いて次の日程を決めるのだから跡絶《とだ》えることがないのである。

午後6時30分に始まって8時30分に終了。正味2時間の時間厳守《げんしゅ》である。共にまったく不足はない。たわいない話だけでなのである。太極拳の太の字も出て来ないのである。それなのにこの充実ぶりはどうだ。飲むほどに酔うほどに2人の共有する場のエネルギーが高まっていくのである。

ありがたいことではあるし、楊名時先生のお人柄に由るものであることはわかっているが、もう一つ具体的に説明ができなかったのだ。それが3月に上梓《じょうし》された楊名時先生の著作である『太極拳のゆとり』の復刻版を読んで一気に氷解《ひょうかい》したのである。すべてが楊名時先生のナイス・エイジングに帰因《きいん》するものだったのである。たとえば、

鑑真和上《がんじんわじょう》には、お会いしたこともなければ、今後も直接にはお目にかかれない。しかし、和上の心を大事にし、不屈の闘志を学ぶながら、太極拳というすばらしいものを信じて、皆さんといっしょに歩んでいきたい、と思う。

鑑真和上といえば唐の学僧《がくそう》で、揚州《ようしゅう》の大明寺《だいめいじ》で律《りつ》を講じていたところ、日本の入唐僧《にっとうそう》らの請《せい》により、暴風《ぼうふう》・失明《しつめい》などの苦難をおかして753年来日、東大寺に初めての戒壇《かいだん》を設け、聖武《しょうむ》天皇以下に授戒《じゅかい》。のちに唐招提寺《とうしょうだいじ》を建立《こんりゅう》。大和上《だいわじょう》の号を賜ったという。

楊名時先生の鑑真和上に対する思い入れの深さはわかっていたが、このやさしさはどうだ。その上和上に対する敬愛の念と太極拳に対する愛情が充ちみちているではないか。これぞ先生のナイス・エイジングの為せるところではないだろうか。さらに、日々、太極拳を行うことによって、何かさわやかな、幸せな日が送れるような気がするのである。

これも先生の太極拳に対する並並ならぬ敬愛の念がもたらしたやさしさなのではないだろうか。先生は太極拳が好きで好きでたまらないのである。だから、細かいことはどうでもよいのだ。先生の昇段審査にずいぶんとお付き合いしたが、一つひとつの技の講評《こうひょう》なんて聞いたことがない。皆さんが太極拳を好きで好きでたまらないことがわかれば、以て瞑すべし。これも泰然たる楊名時流か。

## 10　呼吸法を続けるというナイス・エイジング

丹田呼吸法の調和道協会がその110年を超える歴史に幕を閉じたのはいつのことだったか。まだ一年は経ってないというのにすでに忘却の彼方だ。残念な気持ちは決して小さいものではないので、考えたくないからなのか。あるいは認知症への道に分け入ったか。それはなんとも言えない。

ただ、調和道協会の元会員さんたち、古きも新しきも取り混《ま》ぜて、との交流は以前にもまして足繁《あししげ》くなってきているから皮肉なものだ。まずはY女。40代後半と思われる静かな女性だが、まだ修行中の身。いまでも何方《どなた》かのグループに属して研鑽《けんさん》を続けているようだが、私が池袋のクリニックで開いている気功教室にも顔を出すようになった。

協会最後の講演会で私の講演を聴いて、何か感じるところがあったという。彼女の口から昔の仲間の消息がもたらされる。これまで絶えて無かったことなので、ちょっとした楽しみになっている。

それによると協会が解散したあとも、皆さん三三五五グループを作って其処彼処《そこかしこ》で研鑽に余念が無いという。うれしい話だ。調和道丹田呼吸法のルーツは江戸時代の臨済宗中興《りんざいしゅうちゅうこう》の祖と崇《あが》められる白隠禅師《はくいんぜんじ》である。

白隠禅師の名は呼吸法の歴史のなかでも異彩《いさい》を放っている。

昔は禅の修行中に斃《たお》れる修行僧が少なくなかったらしい。禅師が永らくご住職を務めながら臨済宗の普及につとめた沼津市原《ぬまづしはら》にある松陰寺を、ご縁をいただいて何回か訪れたことがある。そしておどろいたことに白隠禅師のお墓の周囲に修行中に斃れた若い僧侶のお墓がいくつもあるのだ。

白隠さんはお弟子さんたちを救うために呼吸法を編み出し、これを彼らに義務づけたのであるから、そもそもの気迫が違うのである。若い僧侶たちの命がかかっているのだから。呼吸法について詳述した彼の著書『夜船閑話《やせんかんわ》』を繙《ひもと》くと、どの頁からもこの気迫が伝わってくるのだ。だから、協会は無くとも、この呼吸法だけはなんとしてでも後世に伝えてもらいたいのである。

あるときY女の口から古参《こさん》の指導員であるT女の話題が出た。ずいぶんと長い御無沙汰《ごぶさた》である。急にお会いしたくなった。Y女を通して久しぶりに一献いかがですかとお誘いしてみた。

色好《いろよ》い返事とともに、これまた古参の指導員の一人をお連れしてよいかと尋《たず》ねてきた。

Y女の聞き違《たが》えか私の聞き間違えか、どちらにしても私の記憶にない姓である。でも古い仲間には違いない。どうぞということになった。そして現れた人を見ておどろいた。かつては親しくお付き合いしていた指導員のTさんではないか。

まずは風貌《ふうぼう》が往時とまったく変わらない。私より一歳先輩だから現在84歳なのに、長身にして背筋をぴんと伸ばしている。顔付きも昔のままだ。酒の飲みっ振りも少しも衰えてはいない。話題も豊富なら話術も簡にして要《よう》を得ている。もともと曹洞宗《そうとうしゅう》の僧籍《そうせき》に在りながら呼吸法の研究所を主宰《しゅさい》し、経営コンサルタントの仕事もしているという。84歳にはとても思えない若さだ。

若いといえば、この日の主役のT女も若い。年令についてはまったくわからないがかつてと同じ顔をしている。話術も節度があって的確だ。二人ともブランクの期間をどうしてしまったのだろうか。この秘密はどうやら呼吸法にあるように思えて来た。

そういえばわが病院の患者会の世話人格の人々も若い。いずれも呼吸法の30年選手である。

この若さもナイス・エイジングのうちなら、呼吸法を続けることもナイス・エイジングのうちか。

## 11　英語圏《えいごけん》におけるただ一人の親友

がんの心理療法で一世を風靡《ふうび》したK・サイモントン先生の11回忌が先日東京で開かれた。11回忌というのは日本の習慣にはないが、没後10年ということである。主催は先生の衣鉢《いはつ》を継《つ》ぐNPO法人サイモントン・ジャパン。私は親友の一人として講話を依頼された次第である。

そう、サイモントン先生は私にとって英語圏《えいごけん》で只一人の親友である。英語の苦手な私にしてはまったく希有《けう》なことである。出会いは24年前のある日、午前中の講演を終えて降壇して来ると、待ちかまえていた主催者が、

「いま、あのサイモントン先生が来ているのですよ。先生、お会いになりたいでしょう」

別に会いたいとも思わなかったが、

「えぇ…まぁ…」

「そう思いましてね。隣のホテルのレストランの昼食を予約しておきました。通訳さんもいっしょです。」

余計なことをしてくれるなあと嘆《たん》じながらレストランへ。

話しているうちに気がついたのである。先生の話はじつに歯切《はぎ》れが悪い。はて？と思ったが、

現場で苦労している方なんだなあと思って、先生の灰色の瞳を見ると、そこに哀しみが宿っている。初対面の先生にすっかり好意を抱いてしまった。

このときが初来日の先生は初めて食べた寿司がいたく気に入ったという。

「どうです、川越に来て鰻重《うなじゅう》で一杯やりませんか？」

「えっ！… わかりました。箱根行きをキャンセルして川越に行きましょう」

と彼は早々とやって来た。

病院の食堂で、取り寄せた鰻重を肴《さかな》に熱燗《あつかん》で一杯やっているところに、道場でお昼の気功を指導していたF看護助手がやって来て、患者さんたちがサイモントン先生にお会いしたいと言って帰らないので、なんとか先生に道場にご足労願えないかと。

なんといってもサイモントン先生の知名度は抜群である。彼が私と連れ立って病院の玄関から食堂に行くのを患者さんたちは目敏《めざと》く見つけていたのである。先生に話すと、ほいっとばかりに腰を上げて道場へ。患者さんたちは病院の歌を合唱してこれを迎える。じつに見事な交歓《こうかん》会《かい》ではあった。

それからというもの、サイモントン先生は来日のたびに川越にやって来る。初回と違って、老舗《しにせ》の鰻屋さんでの熱燗である。三回目からは患者さんの希望黙《もだ》しがたく、道場で患者さん相手に一時間ほどの講演をしていただいてから鰻屋さんへというのが恒例となる。

ある日の講演。サイモントン先生曰《いわ》く、「がんのような病を乗り切るためには、絶対に乗り切ってやるぞという強固な意思が必要です。しかし、これがあまりに強過ぎると執着《しゅうちゃく》になって却《かえ》って良くない…」

一人の男性がさっと挙手《きょしゅ》。

「どこから先が執着ですか?」

「いえ、思うのはいくら強くてもいいのです。ただ、その傍にいつでも死ねるぞという気持ちを添えておけばいいのです」

泣きながら一人の女性、

「そんなことはできません!」

「できなければ、少しずつ努力をしてできるようにすればいいのです」

見事な論理ではある。

その後脳梗塞を得《え》ても彼はきちんとやって来る。酒量はそのたびに落ちていく。そして遂《つい》に幽明界《ゆうめいさかい》を異《こと》に。まさに巨星堕つ。14年間にわたる熱燗と鰻重の付合いも彼流のダイナミズムそのものか。

## 12　会心のキャリアを時に思い起こせ

知人の弁護士さんが、これからキャリア権《けん》の法制化《ほうせいか》に取り組んでいくことにしたという。そして、キャリア権とは職業生活を通じて幸福を追求する権利であり、キャリアこそが、その人の人生を豊かにする無形の資産であるからという。

この話を聞いているとき、わがキャリアのいくつかが走馬灯《そうまとう》のように浮かんできたものである。まず医学部を卒業する前に進路をきめなければならないが、これはすでに大筋《おおすじ》はきまっていた。それは私は研究者にも教育者にも向いていないので、一介の町医者になることに決めていたのである。

そして第三外科に入局したのであるが、これは当たった。良き先輩に恵まれ、臨床家《りんしょうか》としての腕を磨くのには格好な場であった。その上、人工食道の研究によって学位をいただくこともできたし、折りしもの東大闘争《とうだいとうそう》のおかげで、それまで上意下達《じょういかたつ》であった医局長が選挙制《せんきょせい》になり、計らずも医局長の経験も積むことになったのである。

その医局長在任中に、関連病院の静岡県は共立蒲原《かんばら》総合病院から医師派遣の要請を受け、いろいろ人選をするも該当者を得られず、結局は自分が行く破目《はめ》に。ここは以前にも一年間在籍《ざいせき》したことがあるので、酒の上での友人も多く、仕事と相俟《あいま》って、じつに充実した日々を送っていたので、一介の町医者への想いも一向に現実味を帯びて来ない。

そこにまさに青天の霹靂《へきれき》である。医局長からの電話で、東京都立駒込病院に赴任の要請である。話によると、それまで伝染病《でんせんびょう》の病院であった都立駒込病院が東京都のがんセンターとしての役割を担って再出発をするという。さらに学閥《がくばつ》を排《はい》すということで全国から広く人材が集められることになり、うちの医局にも胃がんの専門医と食道がんの専門医一人ずつの派遣要請があったという。

蒲原《かんばら》での快適《かいてき》かつ充実した生活を捨てるのは忍《しの》び難《がた》いものがあったが、結局は赴任することに。

病院へ。1976年5月の初旬、都庁で辞令をいただき、現地に直行して下さいという言葉を背に病院へ。バス停に降《お》り立ち、青空にそびえ立つ新装《しんそう》成った病院を仰ぎ見たときに、
よし！この地でこの手でがんを克服してみせるぞ。

という闘志《とうし》が湧いて来たものである。

しかもこの闘志は私一人のものではなく全国から参集した医師たちに共通の物であり、その他のコ・メディカルの職員の間にも清新《せいしん》の気がみなぎっていて、スタートを切った都立駒込病院の場のエネルギーはきわめて高いものであった。

食道がんの手術に関していえば、往時に比べて、時間も短かく出血量も少なく、さらには日本一ともいわれた最新の集中治療室を得て術後の合併症《がっぺいしょう》も激減して、全体としてじつにスマートな手術になり私たちは意気軒高《いきけんこう》として診療に精を出していたのである。

医師もコ・メディカルの方々も共通の目的に向かって切磋琢磨《せっさたくま》しているだけに、その交遊関係もじつに濃《こま》やかで、公私にわたって充実した日々を過していたのであるが、やがて西洋医学の限界を感じて中国医学を合わせたがん治療を旗印《はたじるし》にした病院の開設に踏み切る。ついに一介の町医者の実現《じつげん》である。

開院パーティーの席で友人に叱《しか》られたのである。諸般《しょはん》の事情に鑑《かんが》みて開業が遅いというのである。駒込病院の7年間は余計《よけい》だったと。

たしかにそうかもしれない。しかし今思うに、今の私が在るのはこの7年間のキャリアのおかげである。消し去ることなど到底できるものではない。会心《かいしん》のキャリアを時に思い起すのもいいことだという証《あか》しではないか。

## 13　あの世の楽しみ　またひとつ

北海道からの患者さんである。もっとも患者さん自身は入院中で、診察室に現われたのはその父上である。詳細は主治医《しゅじい》さんからの紹介状にあるので、簡単に患者さんの病状について語ったあと、

「…いえね、私、あの有名なA先生と懇意《こんい》にしていたのですが、A先生が生前、帯津先生のお名前を口にするのを覚えていたのです。いつも先生のことを誉めていました。……そこで今回こうしてやって来たというわけです」

「えっ！A先生？……」

そこでA先生の颯爽《さっそう》たる容姿と、わが遠きあこがれの日々が突然蘇《よみがえ》ってきたのである。A先生は第二外科、私は第三外科と同じ大学病院でも所属が異なっていた上に、第三外科は分院と地理的にも離れていたために、まず平生《へいぜい》はお会いするということはなかった。

ただ、二人とも同じ食道がんの外科を専門としていたので、数年先輩のA先生の勇姿《ゆうし》を学会や研究会で、それこそあこがれを抱いて遠くから望んでいたのである。いつのことだったか日本外科学会の総会で招聘《しょうへい》された中国医学院《いがくいん》の黄国俊《こうこくしゅん》教授の講演を聴いたことがあったが、講

演が済《す》むや否や、指定発言者として、なんとA先生が立ち上がり、流暢《りゅうちょう》な英語で滔滔《とうとう》たる発言。その見事さに思わず目を見張ったものである。

その後、私は都立駒込病院勤務を最後に外科から足を洗い、中西医結合《ちゅうせいいけつごう》を経てホリスティック（全人的）ながん治療へと転身。A先生といえば、大学病院から都心のT病院の外科部長として転出。ますます食道がんの手術の名手《めいしゅ》としての名声を轟《とどろ》かせていく。

当然のことながら、外科の学会や研究会には出席することもなくなり、A先生とお会いすることもなくなった。それにひきかえ、A先生は第一線の臨床《りんしょう》の現場を得て、弥《いや》が上《うえ》にも食道がん手術の深奥《しんおう》を極めていく。それが証拠に、A先生の手術の見学希望者が跡《あと》を絶《た》たないという噂でいっぱいだ。

ところで、外科医からホリスティック医学へと転身した私は医学界《いがくかい》の中枢《ちゅうすう》にいる方々からは異端視《いたんし》されていたらしい。ある時、ある雑誌の「現代の冒険者」なる欄《らん》に登場して欲しいとの依頼である。

「なんで、私が冒険者なんですか？」

「だって、先生は中西医結合によるがん治療を旗印《はた》にかかげた病院を開設した頃は医師会から白眼視《はくがんし》されたのではないですか？」

「いやぁ、決してそんなことはなかったですよぉ。外科の手術に明け暮れする中で、人並に論文を書いたり、学会で発表したりしていたのを皆さん知っているのですから」

そして、また別の月刊誌。私の病院と私自身を取材して、出来上がったタイトルが「孤独なる荒野《こうや》のガンマン」。クリント・イーストウッドになったようで、いささかうれしかった。

そして、ある広い講演会場。聴衆のなかになんとA先生の姿が見えるではないか。白眼視を思い出して、いささかあわてた。隣に奥様らしき人。終って真っ直ぐに控え室の方に。すると、A先生が足早《あしばや》で追いついて来たのである。

「帯津先生！お久しぶりです。いやぁ、あなたは立派です。感服いたしました。これからもますますのご精進を！」

一陣《いちじん》の清風《せいふう》に包まれたような感じだ。久しぶりの再会がこんなシーンであるとは思ってもみなかった。それから一度もお会いしないうちにA先生の訃報《ふほう》が届く。後悔臍《こうかいほぞ》を噛《か》むとはこのことだ。そしてこの度のご友人の話。

A先生に無性《むしょう》に会いたくなったものである。あの世が楽しみだ。

## 14　コロナのなかでサーズの思い出

久しぶりに上海の友人がやって来た。15年ぶりくらいだろうか。外科医である。最初の出会いがどんなだったか、まったく記憶にないが、彼が東京大学病院の第二外科の大学院生《だいがくいんせい》だったときに知り合ったのである。いわば留学生《りゅうがくせい》である。

月に2〜3回は川越の私の病院にやって来て夕食を共《とも》にしたものである。本当は私の病院でアルバイトをしたかったらしいが、外科医としての日本の国家資格を持っていないので、それは無理だということは当初に伝えてあった。それでも、しばしばやって来るのはよほど居心地がよかったのかもしれない。

大学院での研究テーマについて訊いたところ、腹腔鏡下《ふくくうきょうか》の手術であるという。いまでこそ腹腔鏡下の手術はすっかり定着しているが、その頃は臨床ではまだおこなわれていなかった上に、食道がんの手術を専門にしていた私の持論としては大きく開腹してしっかりした手術をするのが名医であるというものだったので、

「ずいぶんつまらない研究をしているな」と苦言《くげん》を呈《てい》してしまって、いま思うと汗顔《かんがん》の至りである。

その頃、上海市気功研究所が2年に一度開催する気功シンポジウムには必ず出席していた上に、当時の気功研究所には達人がごろごろしていて、まるで梁山泊《りょうざんぱく》の感《かん》があったので、機会を見つけては気軽に上海を訪れていたものである。

そうして上海を訪れるたびに、友人の実家に招待されて歓迎の晩餐会がすっかり恒例になってしまった。お父上《ちちうえ》さんは腎臓病《じんぞうびょう》が専門の漢方医《かんぽうい》で、上海中医学院の元教授であったので、中医学院にもしばしば訪問して、いろいろ勉強の機会を与えられたものだが、この人の食養生が奮《ふる》っているのだ。

好きなものしか食べないというのだ。わが貝原益軒《かいばらえっけん》とぴたりと一致するのである。好きなものは私の体が、そして命が要求するものだから好《よ》いにきまっているという。だから、外食はしないという。自宅とちがって外では都合上でそれほど好きでないものを食べざるを得ないこともままあるからだという。

当時、90歳に近い高齢にもかかわらず、なお矍鑠《かくしゃく》。大股で歩く姿を見ると、好きなものを食べるという彼の養生法が燦《さん》として輝いてくる。84歳の貝原益軒といい、2人も生き証人がいるとなると、好きなものを食べるという食養生も満更《まんざら》ではなくなってくる。

そのお父上《ちちうえ》さんが94歳で幽明界《ゆうめいさかい》を異《こと》にする。彼の葬儀にはかならず出席するとひそかに決めていたので、さっそく上海行きの準備を開始するも、時あたかもサーズ（SARS。重症急《じゅうしょうきゅう》性呼吸器症候群《せいこきゅうきしょうこうぐん》）が上海で猖獗《しょうけつ》を極めている最中《さなか》。

病院の人たちも本気で私の訪中を止めようとする。これは一筋縄《ひとすじなわ》では行かないと思ったので、

「私は呼吸法に長い間励んでいるので、一日や二日は呼吸をしないでもいられるので大丈夫だ！」

と叫んで出かけることになった。

たまたま来日していた英国のホメオパシーの大御所《おおごしょ》のデヴィッド・レイリー先生が私の訪中を耳にして、神のご加護《かご》を！と祈りながら胸の前で十字を切った姿が鮮《あざや》かに蘇って来る。

無事に葬儀を終え当時常宿《じょうやど》としていたガーデンホテル上海で彼の思い出に浸りながら旨いステーキで一杯やって翌日帰国したものである。何物にも代《か》え難《がた》い好《よ》き思い出の一つである。

この度やって来た友人も、先生が父の葬儀に現れたときは本当にうれしかったと錦上花《きんじょうはな》を添えてくれたものである。

## 15　素晴らしき哉《かな》、人生

可能な治療法《キュア》をすべて使い果たし、あとは患者さんとご家族に死を受容していただいた上で身体的および精神的な介護《ケア》をおこなうことを、がん治療の世界では緩和《かんわ》ケアと呼んでいるが、喜ばしいことに、わが国における緩和ケアのレベルが最近とみに高まってきているのである。

人生の幸せは後半にあり。老化も死も受《う》け容《い》れた上で一日一日を充実して生きていくことをナイスエイジングと呼んでいるが、緩和ケア病棟での一日一日もナイスエイジングの一日一日には変わりはない。これまで通りナイスエイジングを果たしていけばよいのである。

私の友人がうちの緩和ケア病棟に入院して来た。友人はノンフィクションライターで、かつて私と私の病院のがん治療の現場を取材して一著《いっしょ》を物にしたことがある。題して、『どんなガンでもあきらめない』（晶文社、2004年）

当時、彼は週刊誌の『アエラ』の連載の「現代の肖像《しょうぞう》」も担当していて、私も一役買《か》わされたことがある。そんなこんなで、何回か酒を酌み交わしたものだが、彼はじつに好《よ》い酒呑《さけの》みで、大の焼酎党《しょうちゅうとう》。ところが何の理由か、その後、ノンフィクションの表舞台《おもてぶたい》から姿を消す。やはり出版関係の仕事をしている共通の友人から彼が元気にしていることを聞いていたので、いささかのさびしさこそあるが、それほど心配をしてはいなかった。

ところが昨年の暮れになって、

『カユ・アピアピ　炎《ほのお》の木《き》』

と題する小説集を送って来たのである。ノンフィクションライターから作家への見事な転身《てんしん》である。

礼状といっしょに、久しぶりに一献《いっこん》といきましょうと提案したところ、悪性ではないが珍しい皮膚疾患で某大学病院に入院しているという。さらに見舞った共通の友人が来て、入院中に食道《しょくどう》がんが発見され、しかもすでに転移もあって治療は無理ということで緩和ケア病棟に移ったという。そして何よりも辛《つら》いのは焼酎が飲めないことだという。

あまりの急転直下におどろいているところへ彼が私の病院の緩和ケア病棟に転院《てんいん》して来た次第である。どうやらうちの病院なら著作の誼《よしみ》で焼酎が飲めると期待したらしいのである。うちの病院でも病室での飲酒は禁じられているが、そこは阿吽《あうん》の呼吸というものだ。

入院した当日に「野兎《のうさぎ》の走《はし》り」を一本持って行ってあげた。

「看護師さんに言わないでよ！」

と差し出すと、無言で受け取って、さっと蒲団《ふとん》の中に隠したものである。

10日ほどして、もう無くなったというので、今度は「百年《ひやくねん》の孤独《こどく》」を一本持って行った。今度もうれしそうに蒲団の中へ。さらに10日ほどして、訊いてみると、まだ残りがあるという。病状とともに大分ピッチが落《お》ちたようだ。無理もない。

そして次の催促《さいそく》が無いまま、彼は幽明界《ゆうめいさかい》を異《こと》にする。

例によって通夜にも葬儀にも出席できない。ところが葬儀に出席した友人が、その様子《ようす》を写真にとって届けてくれたのである。なんとお焼香《しょうこう》用の香炉《こうろ》の横に「百年の孤独」が立ててあるではないか。気持ちはしっかりと通じ合っていたのである。

いずれまた向こうで盃を酌み交わそうと固く誓ったものである。

私も死ぬその日まで労働と晩酌は続けたいと思っている。大先達《だいせんだつ》の五木寛之《いつきひろゆき》さんもその著『養生《ようじょう》の実技《じつぎ》』（角川書店）の中で、

あす死ぬとわかってもするのが養生。

と言っている。以て瞑《めい》すべしとはこのことだ。

## 16　ぼくが医者をやめた理由

ある日、わが蔵書室《ぞうしょしつ》を整理していたところ、永井明《ながいあきら》さんの『ただ、ふらふらと　酔いどれドクター最後の日誌』（中央公論社　２００４年）なる本が出て来たのである。

ぱらぱらと頁をめくってみたが、読んだ記憶もなければ、読んだ形跡《けいせき》もない。まだ新品同様である。最後の頁に永井明さんの笑顔の写真とプロフィールが載っている。お生まれは私の11年後輩。２００４年7月7日逝去と記されている。ということは、この本は遺作ということになる。しかも、この本を久しぶりに手にしたのが２０２０年の7月7日というのもなんとなく因縁《いんねん》めいてくる。

因縁といえばたしかに因縁があるのだ。永井さんが１９９３年6月に『ぼくが医者をやめた理由』を平凡社から刊行するや否や、間髪を容《い》れず購入したものである。それだけこの題名は私にとってきわめて魅力的だったのである。

１９９３年といえば、私が病院を開設して12年目。当初の中国医学と西洋医学を統合した、いわゆる中西医結合のがん治療から、人間まるごとを対象とするホリスティックながん治療に転身し、未開の地に足を踏み入れて暗中模索《あんちゅうもさく》の真《ま》っ只中《ただなか》。

自分では理想に燃《も》えて邁進《まいしん》しているつもりでも潜在意識のどこかに、医者をやめたいという気持ちが潜《ひそ》んでいたのではないだろうか。

永井医師が患者さんの最期《さいご》を看取《みと》った当直明けの早朝、

「もういいな」と思った。何が、どういいのかわからなかったけれど、そう思った。

と言って病院を去っていく場面を爽快《そうかい》さと羨望《せんぼう》の入り交った気分で見つめたような記憶がある。

それからどのくらいの日時を経た頃か、ある月刊誌から取材の申し入れ、テーマはホリスティック医学という新しい医療観に挑戦する私の孤軍奮闘《こぐんふんとう》ということらしい。

すべてはホリスティック医学のためと喜んでお受けすることにした。

そして単身取材にやって来たのが、なんと永井明さんだったのである。とうに医者をやめて、すでに作家の道を歩《あゆ》んでいる。一日、私に密着取材。さすがに只物ではない。じつに楽しい一日ではあった。

できあがった誌面を見て二度びっくり。

「孤独なる荒野のガンマン」

とあるではないか。意味は痛いほどよくわかる。とっさにマカロニウエスタンの主人公であるクリント・イーストウッドが閃《ひらめ》いた。かつての映画少年としては悪い気持ちはしない。

懐《なつ》かしさのあまり、講談社の大著
『20世紀シネマ館』(2004年~全60冊セット。講談社)

を繙《ひもと》いてみた。しかし『荒野のガンマン』は出て来ない。出て来たのは、『荒野の用心棒』と『夕陽《ゆうひ》のガンマン』である。どちらも監督はセルジオ・レオーネ。主役はクリント・イーストウッド。どちらも名画にはちがいないが、後者の脇役《わきやく》リー・ヴァン・クリーフが光っている。

やはり、かつての映画少年永井明さんのことだ。承知の上で両者を一つにしたのだろう。

なおも探してみたら、やはりあった『荒野のガンマン』が。ただしマカロニならぬアメリカ映画である。監督はサム・ペキンパー、主演はモーリン・オハラとブライアン・キース。モーリン・オハラの色気《いろけ》が好い。

やがて永井明さんは肝臓《かんぞう》がんを得て幽明界《ゆうめいさかい》を異《こと》にする。無類《むるい》の酒好きがたたったか。女好きでもあったらしい。するとモーリン・オハラの『荒野のガンマン』だったのか。

## 17　ハグという玉手箱

認知症が人々の間で、がんと同等《どうとう》かそれ以上におそれられているのに気づいたのはいつのことか。専門家でもない私はがんの予防はあれこれ心を砕《くだ》いていたが、認知症については対岸《たいがん》の火事《かじ》のように遠くから眺めていたのである。

それが、あるとき、認知症というのは病気というよりも老化現象ではないかと気づいたのである。老化現象とあれば、これは人間まるごとの問題だ。とすればホリスティック医学が我関《われかん》せず焉《えん》として済ましていたのでは申し訳ない。治療はともかくも予防には一役買ってもよいのではないかと思い付いたのである。

それから認知症の予防についてあれこれ調べてみたのであるが、調べれば調べるほど、がんの予防に似て来るのである。どちらも心のときめきがいちばん大事であることに気づいたのである。それなら、心をときめかせてさえいれば、がんの予防にも認知症の予防にもなって一挙《いっきょ》両得《りょうとく》ではないかと思ってみたりしたのだが、どうも少しちがうようなのだ。それは認知症の予防の場合は心のときめきのほかに、人と人との間の良好なコミュニケーションが大事であることがわかったのである。

そして、とつおいつ考えているうちに、心のときめきと良好なコミュニケーションのセットとして、私の場合なら、憎《にく》からず思っている女性と晩酌《ばんしゃく》のひとときを共にして、ハグをして別れることにつきるなと思ったのである。人生も後半ともなると憎からず思っている女性には事欠かない。すでに実行に移《うつ》して、もうかなりになる。

一方、もう30年来、外来の診察が済むとハグをして別れる患者さんが一人だけいたのである。ところが認知症の予防の話が少しずつ世に知られるようになると、外来診察のあとにハグをする。もちろん女性にかぎるが、患者さんが少しずつ増えて来たのである。

医療の基本は患者さんと治療者《ちりょうしゃ》が寄《よ》り添《そ》い合《あ》うことであるということは常々述《の》べていることであるが、考えてみれば、ハグは寄り添い合うことの最たるものである上に、ハグによる心のときめきが免疫力《めんえきりょく》と自然治癒力《しぜんちゆりょく》とを向上させることはまちがいないので、医療の現場におけるハグは大いに歓迎したいところである。

ところがコロナ騒ぎが始まって、晩酌のほうのハグはぴくりともしなかったが、診察室のほうのハグは急速に消《き》え失《う》せてしまった。

もちろん、いわゆる〝世間《せけん》〟が掲《かか》げる〝三密を防ぐ〟という意味では、これはこれで至極御《ご》尤《もっと》もなのであるが、一方で自粛、自粛で騒ぐだけで、免疫力や自然治癒力を高めるダイナミズムについては一向に言及しない世間《せけん》にもいささか呆《あき》れ果《は》てているのである。

畏友有田秀穂《いゆうありたひでほ》氏によれば、ハグによって脳内伝達物質《のうないでんたつぶっしつ》のセロトニンとドーパミンおよびノルアドレナリンが高まるという。思《おも》い遣《や》りを高めるセロトニン、意欲を向上させるドーパミン、そしてストレスに対する抵抗力を引き出すノルアドレナリンが高まれば、当然のことながら、免疫力と自然治癒力とを向上させるダイナミズムが生活のなかに横溢《おういつ》して来るではないか。

ハグはがんと認知症の予防法だけではなくコロナウィルスの予防法でもあったのだ。なんと現代の三大疾病《しっぺい》をハグだけで予防することができるのだ。ハグ様様《さまさま》ではないか。

診察室のハグもはにかみながら復活して来ている。なあに、マスクをしていても、あるいは息を止めていても、それなりにハグは喜びをもたらしてくれる。

## 18　脚下照顧《きゃっかしょうこ》、「足元注意」を時に思い出そう

毎年、ある東洋医学関係の雑誌の新年号に依頼されて「新年のことば」なるものを寄せている。もちろん私だけでなく、30人を超える常連さんがいる。来年に期待する、わが歳時記《さいじき》のよ

うな気がして、依頼が来るのをなんとなく心待ちにしている。

一昨年前のときは依頼状を手にしながら、
そうか。来年は83歳だなぁ……

83歳といえば、かの白隠禅師の享年《きょうねん》ではないか……

ここまで来たのだから、なんとか白隠さんに並んでみたいなぁ
ととつおいつ思案した結果、このことを新年のことばとして記してみたのである。

ところが、これが大いなる矛盾であったのである。私はどこかですでに述べてはいると思うが、70歳の頃から、今日が最後と思って生きて来たのである。それは患者さんの免疫力や自然治癒力を高めるためには、患者さんの死に対する不安を少しでも和らげたい。それができる人はその患者さんよりも一歩でも二歩でも死に近いところに立つことができる人であるという畏《い》友《ゆう》青《あお》木《き》新《しん》門《もん》さんの教えに従ったが故《ゆえ》である。

今日を最後だと思っている者が、来るべき誕生日を無事に迎えたいなぁと思うのは、これぞ大いなる矛《む》盾《じゅん》ではないか。と内心忸《じく》怩《じ》たるものがあったが、時に矛盾を孕《はら》むのも人生のうちではないかと思って、これを新年のことばとしたのである。

そして83歳を迎えた一昨年の誕生日、今度はもう一年、なんとか生きて84歳の誕生日を迎え

て、貝原益軒《かいばらえっけん》先生に並びたいなぁと思ったのである。さらなる大いなる矛盾である。しかし、白隠さんも益軒先生も江戸の養生家として大好きなのである。『夜船閑話《やせんかんわ》』と『養生訓』はもう一人の江戸の養生家である佐藤一斎の『言志四録《げんししろく》』と合わせて、わが座右《ざゆう》の書である。このことに免じて、二年続けての大いなる矛盾をお許しいただいた次第である。そして、今年はどうするか。もう一人の佐藤一斎の享年は88歳である。少し遠すぎる。と考えている昨年の12月のある日、古い女性の患者さんであるYさんが診察室に入って来た。いつものように軽快な足取りだ。この人とのお付き合いは18年。年令は奇《く》しくも88歳である。

顔もいつもにこやかで、とても年令には見えない。

話も簡にして要を得ている。認知症の気配《けはい》はさらさらない。なぜこんなにも若いのか。まずは気功歴《きこうれき》だ。はっきり記憶してはいないがすでに何十年かのキャリアである。そして何よりも絵画に対する情熱だ。ある団体に属《ぞく》して、毎年春の展覧会にはかならず出品している。受賞作のコピーが私の診察室にも掛けてあるくらいだ。

そこで閃《ひらめ》いたのである。よし！来年はYさんの生きざまを目標にしてみようと。

その瞬間、一陣の清風《せいふう》に包まれたような気がしたと思ったら、さらに閃いたのである。これまた86歳の女性の患者さんである。姿勢が正しい上にこれまたフットワークがよい。病気をかかえている人とはとても思えない。定期的な診察のほかに隔週《かくしゅう》の朝の気功教室には一番にやって来て、正面の最前列に陣取っている。

そして、突然、脚下照顧《きゃっかしょうこ》という言葉が現われたのである。

①足下に気をつける。

②他に向かって悟りを求めず、わが身自身に求めよ。

という禅家の標語である。

（『大漢語林』）

そう、いちばん大事なことは自分の足元にあるのだ。

## 19　後半生の輝き　老境のまばゆさ

永年の友人である風雲社《ふううんしゃ》の社長、山平松生《やまだいらまつお》さんから一冊の新刊本が送られてきた。『落ちる ― そこから〝第二の人生〟が始まった』（新谷直慧《しんたになおえ》。風雲社。２０２１年）である。

著者の新谷直慧さんは昔、何度かお会いした記憶のある色白の美人。年の頃は60歳ほどか。

現在は出版企画、編集、ゴッドライターとして本の制作に携わっている。この本のテーマは

「落ちる」。永い人生の間には誰もが何度か経験する突然起きるアクシデントである。最初は「どうしてこんなことが起こるの？」と落胆《らくたん》し、戸惑《とまど》い、悩んだものの、結局は受け容れるしかないという。そうして受け容れることを重ねていくことによって、新たな道が始まる。すなわち、

生まれる前に決めてきた魂《たましい》の道が立ち上がってくるのです。それに気づき、歓《よろこ》びに満たされること、それが「第二の人生」だと思います。

と。

そして、「落ちる」ことの最初の体験は、ロッキー山脈にヘリスキーに出かけたときのことで、初日《しょにち》早々に滑落《かつらく》して、私のスキーは岩の前でかろうじて止まりました。あと1メートル超えていたら死んでいたかもしれません。命拾いしたものの、その恐怖感は思った以上に巨大でした。それを仲間たちに助けられて乗り越えられたとき、大きな解放感を経験し、「落ちる」ということは「飛ぶ」ことだと気づきました。

と述べている。

さらに、人生には二つの旅があるとして、カトリックの神父《しんぷ》であるリチャード・ロール氏の言葉を引用している。

一つの旅は、あなたの人生を充実させ完成させるもの（前半生）
もう一つの旅は、そこから降りることでスタートするもの（後半生）
後者は、これまでなかった方法で、人生をまったく別の熟成に導《みちび》くもの。（『上方への落下』リチャード・ロール。ナチュラルスピリット　２０２０年）

さっそく『上方への落下』を買い求めてみた。なんと副題に人生後半は〈まことの自己〉へと至る旅とあるではないか。これは貝原益軒《かいばらえっけん》の『養生訓』の人生の幸せは後半にあり。とぴたりと一致するではないか。貝原益軒の言葉がますます輝いてくるというものだ。さらに前書きに、

人生には少なくとも二つの大きな課題がある。第一の課題とは、強い「器《うつわ》」というかアイデンティティを作ることであり、第二の課題とは、その器に入れるべき中身を見い出すことです。ほんとうの人生というのは、日々のさまざまなできごとの下にひっそりと流れているものです。この深い人生の発見こそ宗教者が「魂の発見」と呼ぶものです。

とある。今度は心理学の河合隼雄《かわいはやお》先生の言葉、すなわち、

人生80年のうち、前の５０年は自我《じが》の確立《かくりつ》の時代。あとの30年は自己実現《じこじつげん》の時代。

これまた、ぴたりと一致するではないか。

そして、問題の落下も普通の落下ではなく上方への落下、前方への落下であって、より深い世界に入っていくのだという。後半生とは、老いること、健康問題にわずらわされること、肉体的活動を手放すことではなく、魂が花開くことだったのだ。まばゆい老境を手にすることこそダンディズムの粋か。

## 20　わがワクチン顚末記《てんまつき》

コロナのワクチンを受けるべきか受けるべきでないかという質問を多くの患者さんからいただいてきたが、私自身は受けないことに決めていた。必要ないと思ったからである。なぜかというと、自粛、自粛で日常生活からダイナミズムを消してしまったが故に免疫力と自然治癒力の低下を来《きた》してしまっている人とちがって、私の場合はダイナミズムを維持《いじ》し、いつもの免疫力と自然治癒力を保持している自信があったからである。

できるだけは自粛の方針に従いながらも、朝の太極拳、昼間の医師としての労働《ろうどう》そして夕べの最後の晩餐《ばんさん》はしっかり続けているのである。太極拳にかぎらず気功は終始《しゅうし》わがホリスティック医学の中核を為《な》して来た。コロナ騒動の始まる前は病院の気功道場では12種類の功法《こうほう》が週に30教室繰《く》り広《ひろ》げられていたのである。

それがコロナの殷賑《いんしん》ぶりを 慮《おもんぱか》って昨年の四月から道場は閉鎖されたままなのである。仕方がないので、私は一人で早朝の太極拳を楽しんでいる。気功としての効果に武術としての効果が加わって太極拳のダイナミズムはすこぶる高いのである。

日中の医師の仕事はわが生涯をかけた道である。それに立ったり坐ったり歩いたりといった労働量《ろうどうりょう》も馬鹿にならない。貝原益軒《かいばらえっけん》が『養生訓』のなかで言う、

道を楽しむ者は命長し。

怠らず労働をするのが養生の道。

を地《じ》で行《い》っているのである。

そして最後の晩酌《ばんしゃく》は私にとっては大きな生《い》き甲斐《がい》の一つである。これによって生み出される心のときめきがわがダイナミズムに資《し》することには計り知れないものがある。その上、患者さんの死の不安を少しでも和らげるために、70歳になったときから、今日がわが人生最後《さいご》の日と思って生きることにしたのである。すると毎夕の晩酌がキリストの最後の晩餐《ばんさん》になったのである。心のときめきが倍加《ばいか》したことは言うまでもない。

だから、この三点セットでわが免疫力と自然治癒力には自信をもっていたのであるが、ただエビデンスはない。免疫力を表わすパラメーターすなわちマクロファージや樹状細胞《じゅじょうさいぼう》を一度も計ったことはないし、免疫というのは場《ば》の営《いとな》みであるから、よしんば計ってみてもそれだけでわが免疫力を評価することにはならない。まして自然治癒力についてはまったくその正体が掴《つか》めてはいない。

そこでこのことを矢鱈《やたら》に口外《こうがい》しないことにしていたのである。だから病院の総務課長《そうむかちょう》がやって来て、ワクチンの是非を問われたときも、私はやりませんと答えたものの、その理由については述《の》べなかった。それでも、

「先生が率先《そっせん》してやっていただかないと病院としても格好《かっこう》がつかない…」

と言われて素直《すなお》に受けたものである。大所高所《たいしょこうしょ》から見ればその通りだからである。

そのワクチンの接種が無事《ぶじ》に終わった頃、私が定期購読している週刊誌に『生物と無生物のあいだ』や『動的平衡《どうてきへいこう》』で有名な生物学者の福岡伸一《ふくおかしんいち》さんの

自分の免疫システムが最高のワクチン。

という言葉が紹介されたのである。

じつは福岡さんとはかつて某月刊誌で対談《たいだん》したことがある。題して

「健康常識を疑って、体の声に耳を澄《す》ます」。

内容は忘れてしまったが楽しい雰囲気は今でも蘇《よみがえ》って来る。強力な援軍《えんぐん》を得たようでうれしかった。よし!これからはわが免疫力と自然治癒力についてもう少し声高《こわだか》に話してみようと。とともにワクチンの役割も身に沁みてわかったものである。

## 21 道中ご無事に!BON VOYAGE!

わが戦友中の戦友、わが病院の初代総師長のY女史が幽明界《ゆうめいさかい》を異《こと》にした。私が第一発見者である。彼女が戦列を離れてから五年間余、毎朝六時に、雨の日も風の日も彼女の自宅に電話をかけていたのである。時にトイレとか芥出《ごみだ》しとかで出ないことがあっても二回・三回かけているとかならず出たものである。

それが、今度ばかりは十回くらいかけたがまったく出ないのである。不吉な予感とともに彼女の死を確信した次第である。7時半頃出勤して来た秘書のS女が、すぐに彼女の自宅に急行。彼女の死を確認。だから私が第一発見者なのである。一瞬、悲しみに襲《おそ》われたが、自分でもおどろくほど素直にこれを受け容れたのである。
そして、間髪《かんはつ》を容れず、ニューヨークの文芸評論家アナトール・ブロイヤードの『癌《がん》とたわむれて』（晶文社、1995年）を思い出したのである。前立腺がんの全身骨転移の告知を受けてから死ぬまでのおよそ一年間の心の軌跡《きせき》を綴った本である。
曰く、
著述家の人生の大部分は、いつわりの苦悩、修辞上の苦悩から成り立っている。だから、わたしは医師に前立腺癌と告げられたとき、なにか救《すく》いのようなものを感じた。心の高揚《こうよう》さえ覚えた。
・・・・・・・・・・
自分の生命が脅《おびや》かされていると知ったとき、人間はその事実を直視するか、あるいはそれから目をそむける。わたしはそれと向き合った。あえてその態度を選んだのだというより、ギアが自動的にシフトしてしまった。

わたしの肉体と精神のあいだの暗黙の合意《ごうい》だった。いよいよ時が来た。ついに本物の締切《しめき》りを設《もう》けられた、と思った。
・・・・・・・・・・

時間はもはや無害退屈《むがいたいくつ》なものではなくなった。なにものも、もはや、さり気《げ》ないものではなくなった。生きること自体に締切りがあるのだ。

・・・・・・・・・

終末において、ひとは永遠に向かってポーズをとる。最後の写真を撮《と》っているかのようだ。死のなかに引き入れられてはならない。そのなかに飛び込むのだ。と。『駅馬車《えきばしゃ》』や『荒野《こうや》の決闘《けっとう》』などの名画のラスト・シーンを観《み》る思いではないか。

Y女史の人生もまさに名画であり、その死は名ラスト・シーンなのだ。そもそも1982年に病院を開設するにあたり、総師長候補として三人を選び、順不同で、まずY女史に話したところ、あっさりと引き受けてくれたのである。あとの二人には話すチャンスもなくなって、いささか後《うし》ろ髪《がみ》を引かれる思いでスタートを切ったのであるが、これは当たった。中西医結合によるがん治療からホリスティック医学へと、試行錯誤《しこうさくご》を繰《く》り返《かえ》しながら突《つ》き進《すす》む私を、彼女は徹頭徹尾《てっとうてつび》支えてくれたものである。今の私が在るのは彼女のおかげであると言っても過言ではない。

さらに、私が池袋に帯津三敬塾クリニックを開くと、看護師長としてこれに加わり、大いに腕を揮《ふる》ってくれたあと、2016年3月に体力の低下を理由に戦列を離れる。離れるや否や、自らの生前法要を営む。同時にご先祖の墓仕舞《はかじまい》も。

その後は得意の運転を生かして私の足となってくれていたが、下半身の衰えを理由に、運転免許証を返上。正式な遺言状《ゆいごんじょう》とともに、お別れの会の費用を私に預け、愛猫《あいびょう》の行先をきめて、旅立って行ったのである。見事な八十四年ではある。

道中ご無事に！　また会おう！

## 22　これぞ！　認知症の予防法

やっと禁酒令が解《と》かれて、ほっとしている。地方講演が少しずつ回復して来て、都心のホテルに泊ることも増えて来た。講演は私にとって何よりのダイナミズムの根源《こんげん》ではあるが、そのダイナミズムに花を添えるのがホテルでの食事のときのアルコール類なのだ。

30年以上にわたって常宿《じょうやど》にして来た、九段下のホテル・グランドパレスが店仕舞《みせじまい》したあと、新しい常宿を見つけたのであるが、ここの日本料理の店がなかなか好《い》いのである。静かで品格がある上に、中居さんたちのお色気もすばらしい。料理の美味であることは言うまでもない。

何回か足を運《はこ》んでいるうちに、お刺身の盛《も》り合《あわ》せに松茸の土瓶蒸《どびんむ》しで一杯やって、梅茶漬《うめちゃづ》けで締《し》めるというのが早くも定番《ていばん》になって来た。禁酒令が発令中の九月には仕方がないのでノンアルコールのビールを注文してみたが、これが一向に締《し》まらないのだ。料理の味までくすんでしまうのだ。禁酒令を心から恨《うら》んだものである。

ところが十月に入ってからはどうだ。料理は相変らずの定番。生ビールのジョッキを二杯に焼酎のロックを三杯。腹の底から悦《よろこ》びが涌《わ》いて来て、ダイナミズムは最高潮《さいこうちょう》に達したものである。もう二度と禁酒令のような悪政は布《し》かないで欲しいと願ったものである。

こうして一人で杯を傾けるのも乙《おつ》なものだが、仲間と杯をかわすのもこれまた楽しい。それも同い年の仲間となると感慨も一入《ひとしお》だ。私には、85歳にして三ヶ月に一回、定期的に開いている会が二つある。一つは、

「囲《かこ》む会《かい》」。

何を囲む会なのか、いまひとつはっきりしないが、メンバーは総勢《そうぜい》七人。まず私の高校の同級生の男性が二人。ともに現役の仕事からは退いてはいるが、一人は句会を営み、もう一人は酒と競馬《けいば》を楽しんでいる。三人目は70代の男性で編集プロダクションを営んでいる。四人目は、元《もと》はそのプロダクションの一員で、いまでは中堅の時代劇作家におさまっている女性。年令は

そろそろ60に手が届くところか。五人目は私の年来の親友で、年令は60代。ライターの仕事を続けながら、山梨県で自然農法の農家を営んでいる。六人目は私が数年来、そこの番組を担当している地方放送局のスタッフの女性。年齢不詳。

そして最後が私ということで総勢七人。私が昔から贔屓《ひいき》にしている神田の鰻屋《うなぎや》さんに集まって和気藹々《わきあいあい》、楽しいひとときを過ごしている。二人の同級生も決して酒量が落ちていないのが頼もしい。

もう一つの会は私の中学の同級生が五人。男性の二人はすでに現役を退《しりぞ》いているが、どんな仕事をしていたのかまるでわからないし、敢《あ》えて知ろうとも思わない。現在の楽しいお付き合いで十分だからである。

二人の女性、いずれも寡婦《かふ》。うち一人は太極拳の指導者。二人ともに私の患者さんで、三ヶ月毎に私の外来に揃ってやって来る。そこで次なる同窓会の相談をと相成る。診察室で飲み会の相談というのもこれまた乙なものではある。

お店はこれまた私が古くから贔屓《ひいき》にしている川越の街中《まちなか》のお食事処。昆布出しの利いたここの湯豆腐は天下一品だ。皆さん男女を問わずじつによく飲む。最初は生ビールで乾杯したあとは日本酒党とウイスキー党の二手《ふたて》にわかれる。

皆さん、あっという間に中学生の昔に帰ってしまうところが好《よ》い。そして、いま気がついたのであるが、どちらのグループにも呆《ぼ》けたのは一人もいない。仲間と酒を楽しむことが認知症の予防法であることをあらためて再認識した次第である。

## 23 道を行《おこ》ない善《ぜん》を楽しむ

貝原益軒《かいばらえっけん》の『養生訓』に「人生の三楽」なる文章がある。

およそ人間には三つの楽しみがある。

一つは道を行《おこ》ない心得《こころえ》ちがいをせず、善を楽しむこと。

二つは健康で気持ちよく楽しむこと。

三つは長生きして長く久しく楽しむことである。

いくら富貴《ふうき》であっても、この三つの楽しみがなければ真の楽しみは得られない。それゆえに富貴はこの三楽にいれていないのである。もし善を楽しまず、また養生の道を知らないで、身に病が多く、短命となるひとは、この三楽を得られない。

ひととして生まれたからには、この三楽を取得する工夫がなくてはならない。この三楽がなければ、どのように富貴であっても楽しめないのである。(『養生訓』。伊藤友信 訳。講談社学術文庫)

また、老子の『老子道徳経』には次なる文章がある。

学《がく》を為《な》す者は日々に益《えき》し、道を聞《き》く者は日々に損《そん》す。

これを損《そん》し又損《そん》し、以て為《な》す無《な》きに至る。

為す無くして而も為さざる無し。

どちらも大好きな文章であるが、テーマが人の道すなわち人の守るべき物事の筋道であるところがいい。

そして、この人生の三楽を地で行《い》っていたのが、何を隠そう、太極拳の楊名時《ようめいじ》先生なのである。先生は私の太極拳の恩師であるが、先生から太極拳を教えていただいたことは一度もない。

ただ二人して楽しく盃を酌《く》み交《か》わしていただけなのである。

原則として月に三回。場所は先生のご自宅で午後6時30分開始の8時30分終了も終始変らない。乾盃《かんぱい》の前に二人して手帖を出して次回の日取《ひと》りをきめるのであるから、先生の晩年の6〜7年間、休まず続いたことになる。

たわい無い話をしているだけなのだが、これがじつに楽しいのである。ところが、この楽しさの由《よ》って来《きた》る所以《ゆえん》が、先生が人生の三楽をすでに体得していたことにあるということが最近になってわかったのである。それというのも、たわい無い話の間に、時にではあるが私のストレスになるような台詞《せりふ》を差《さ》し挟《はさ》むのである。

一つは、

私は生きるも死ぬもあるがままですからね。先生は私の主治医さんですから頼みますよ。

もう一つが、

私が死ぬときは先生の病院ですからね。頼みますよ。

である。どちらも身を正して聞かなければならないところがストレスになっていたのであるが、いずれも先生の求める道の一端であることに最近気付いたのである。

さらに、先生のご著書『太極拳のゆとり』（新星出版社）のなかの二つの文章にあらためて接して確信した次第である。

一つは

日々、太極拳を行うことによって、何かさわやかな、幸せな日が送れるような気がするのである。

もう一つが、

鑑真和上《がんじんわじょう》には、お会いしたこともなければ、今後も直接にはお目にかかれない。しかし、和上の心を大事にし、不屈の闘志《とうし》を学びながら、太極拳というすばらしいものを信じて、皆さんといっしょに歩《あゆ》んでいきたい、と思う。

である。いずれも先生の太極拳が好きで好きでたまらないという気持ちがあふれている。さらに、太極拳こそ先生の道そのものであることを思うと、先生と共有したすべての時間がわが人生の宝物に思えてくるのである。

## 24　いのちに寄り添う

先日、久しぶりに、ラジオが企画した対談のお相手として、僧医《そうい》、対本宗訓《つしもとそうくん》先生とお会いした。まさに杜牧《とぼく》の「清風故人来《きた》る。」の逆《ぎゃく》で、一陣の清風に身を包まれた思いであった。

僧医《そうい》とは僧侶《そうりょ》にして医師である人のことで、どうやら対本先生の造語《ぞうご》らしい。対本先生との出会いは20数年前に遡《さかのぼ》る。当時、私は丹田呼吸法《たんでんこきゅうほう》の修行《しゅぎょう》団体である調和道《ちょうわどう》協会の会長をつとめていた。そして月に2回、第1土曜日と第3土曜日に谷中にある臨済宗《りんざいしゅう》の名刹《めいさつ》、全生庵《ぜんしょうあん》で開かれる仏教清風講座に参加していたのである。午後1時頃から、鎌田茂雄《かまたしげお》先生とか紀野一義《きのかずよし》先生とかが1時間ほど話をしたあと、私が30分ほど呼吸法の講義。そのあと協会の若手《わかて》による呼吸法の実修というのがスケジュールであった。

時に私が話をはじめると僧医の対本さんがそっと入って来て、最後部に坐るのである。そのうちに時折短い会話を交わすようになったものである。対本さんがどういう立場で全生庵さんに姿を見せていたのか知る由もなかったが、対本さんが姿を消して、まもなくして知人の春《しゅん》秋社《じゅうしゃ》の佐藤《さとう》編集長さんからの電話、

「今度、禅僧の方が帝京大学の医学部に入学して、弊社《へいしゃ》から

〝禅僧が医師をめざす理由〟

という本を出されました。一冊お送りしますので……」

と。

その途端、閃いて、

「えっ！……それ、ひょっとして対本宗訓さんではありませんか」

「えっ、そうですが、どうしてわかるのですか？」

と。いやぁおどろきました。

その対本さんが医学部を卒業し研修期間が過ぎるや否や、わが病院に非常勤医として週一回現れるようになったのである。主な目的は私の病棟回診について患者さんたちと直《じか》に接することだったのである。患者さんのほうでも対本先生の経歴を知っているので、当然、回診中の、あるいは回診後の魂《たましい》の交流が細《こま》やかになる。このおかげで私の病棟問診の質が高まったことはまちがいない。いま思い出しても、これまた清風に包まれる。

この間の対本先生との遣り取りで忘れられない一齣《ひとこま》。

「先生は、医療とは患者さんにそっと寄り添うことだとおっしゃいますが、医師にしても看護師さんにしても、からだで寄り添うだけ、あるいは精精《せいぜい》がこころに　寄り添うまでで、なかなかいのちに寄り添うところまでは行っていませんね……。それでは本当に寄り添ったことにならないのではないでしょうか」

「…うーん。…たしかにそうかもしれない。……なぜなのだろう……」

「それはやはり、死をいのちの終りとしてとらえているからではないでしょうか。そうではなく死をいのちのプロセスの一つとしてとらえれば、その向こうの世界に展望が開けて、いのちに寄り添うことができるのではないでしょうか」

「うーん。……たしかにそうだ」

ということで、これまでの私のホリスティック医学はこの世だけを対象にしていた。これでは本当の意味でのホリスティック医学にはならない。この世とあの世を統合してはじめて本当のホリスティック医学なのだ！と覚《さと》った次第である。ここでまた清風に包まれたものである。

一方、対本先生はというと、私のところでホメオパシーに興味を抱いたということで、英国に留学していったものである。

## 25　自然免疫も忘れないでね

コロナ禍のなかで、良《よ》かれ悪《あ》しかれワクチンに対するさまざまな論評《ろんぴょう》が飛《と》び交《か》っているが、これの取捨選択はそれぞれにまかせるとして、一方の自然免疫を高めるライフスタイルはしっかりと堅持していきたいものである。

自粛《じしゅく》、自粛のなかにあっても、なんとか維持している、わが自然免疫を高めるライフスタイルの一端を紹介しよう。多少の独《ひと》り善《よ》がりはお許しいただきたい。

私の平均的一日は

朝5時に出勤。前日の手紙やファクシミリへの返事や原稿の校正など個人的な雑用《ざつよう》を済《す》ませたあと、朝6時半頃、院内の道場で一人《ひとり》太極拳《たいきょくけん》。朝の8時半から医師としての仕事に入り、一日中立ち働き、夕刻の最後の晩餐《ばんさん》で一気《いっき》に盛り上がる。

というものである。

よく言われる自然免疫を高めるためには体温の維持と発酵食品の摂取が不可欠である。という観点から見てみよう。

まずは体温の維持。

一、太極拳。

太極拳に特有の、あの流れるような動きを中国語で套路《とうろ》と呼ぶが、この套路のダイナミズムによる体温上昇効果は甚大《じんだい》である。それに養生法の粋《すい》として、自然免疫の指令塔、自然治癒力の向上に資《し》すること計り知れないものがある。

二、立ち働く。

日常的にこまめに筋肉を動かすことによる効果も大きい。

三、食品による効果。

まずはアルコール類。休肝日無し。さらに土・日は朝・昼・晩と飲むことにしている。

おつまみの筆頭は一年中、夏でも湯豆腐《ゆどうふ》。それに下半身を衰《おとろ》えさせないために積極的に牛肉を食べることにしている。ステーキにしてもすき焼きにしても、身体をあたためてくれる。

もう一つ下半身の骨の脆弱化《ぜいじゃくか》を防ぐべく、昆布を十分に摂っている。昆布のカルシウムは燐《りん》（元素記号P）との比率が良いために吸収がよいのだ。期《き》せずして湯豆腐の昆布出しとして永らく摂っていたのである。そこで一念発起、昆布の出し汁を余計につくって、ウイスキーのチェイサーとして飲むことにしたのである。飲んでみて、これに体温上昇の効果があることがわかったのである。

さらに忘れてならないのが唐辛子《とうがらし》である。私は白菜の浅漬《あさづけ》が好きで毎食のように食べているが、これに七味《しちみ》唐辛子が欠かせない。白菜の浅漬は発酵食品である上に、ビタミンやミネラルを十分に含んでいるところがいい。

そして発酵食品のトップは甘酒だ。かつて戦友のY女史のすすめで始まったが、今では朝5時に出勤すると、すぐさま煎餅《せんべい》をおつまみに小さい缶《かん》の甘酒を飲むのが習慣になってしまった。慣れてみると甘酒の味は酒粕《さけかす》の味。決して悪くはない。

二番手は先に述べた白菜の浅漬。三番手は納豆である。ホテルの朝食のヴァイキングといえば生ビールに納豆ご飯を軽く一膳《いちぜん》というのが定番。さらに納豆は晩酌のおつまみとして毎晩のように登場する。この場合は醤油をかけて掻き回したものを一粒ずつ箸《はし》でつまんで食べるのである。その上、納豆に含まれている酵素《こうそ》のナットウキナーゼが夜間の脳梗塞の発症を防いでくれていることもありがたい。

ということで、最後の晩餐は自然免疫発揮の独擅場《どくせんじょう》にして集大成《しゅうたいせい》である。

楽しみながら自然免疫を高めていけるなんて、医者冥利に尽きるというものだ。これこそダイナミズム人生の粋《すい》である。

# 第4章

# だから死ぬのは怖くない

4

## 1　なぜ剣豪は長寿なのか

86歳の誕生日に、年来の友人から一冊の古い雑誌が送られて来た。題して『歴史と旅』（秋田書店）。

なんと昭和49年の7月号である。表紙《ひょうし》も中身もすっかり黄色ばんでいる。表紙に歴史を動かした健康長寿《ちょうじゅ》と、その特集を謳《うた》っている。添《そ》えてある手紙に
誕生日おめでとうございます。

30年以上も前の雑誌ですが、2冊買っておいてありました。先生の興味がありそうな内容だと思いますので一冊送ります。

ここ10年は居合道《いあいどう》と杖道《じょうどう》で体を動かしています。どの道にもみな素晴らしい人がいるのを感じています。

とある。古い友情はありがたきかなである。

ぱらぱらと頁をめくっているうちに、剣豪の長寿の秘密（渡辺誠）という文章に行き当たる。

副題として
正しい姿勢と呼吸法の体得、丹田の鍛錬によって、剣豪は自ずと長寿法を身に付けた!!

とあるではないか。思わず読み始めてしまう。
まず、ここに登場する剣豪を紹介しよう。
①飯篠長威斎《いいざさちょういさい》（天真正伝神道流の祖）……102歳
②愛洲移香斎《あいすいこうさい》（陰流の祖）……87歳
③樋口定勝（念流一一世）……79歳
④樋口将定（念流一三世）……86歳
⑤樋口定暠（念流一四世）……94歳
⑥竹内久盛（竹内流柔術の祖）……98歳
⑦丸目蔵人《まるめくらうど》（タイ捨流の祖）……89歳
すごいですね。何《いず》れ菖蒲《あやめ》か杜若《かきつばた》。平均寿命がおそらく50歳に届かなかった時代のことですからおどろきです。
彼等を追うものとして、もう少し付け加えると、
塚原卜伝《つかはらぼくでん》（新当流の祖）……82歳
柳生石舟斎宗厳《やぎゅうせくしゅうさいむねよし》（柳生新陰流の祖）……79歳
柳生但馬守宗矩《むねのり》（宗厳の子）……75歳

といったところだ。

では、なぜ剣豪は長寿なのか。剣術も剣道という道を極めることによって生と死を統合して虚空《こくう》と一体となることを目的とする。気功と同じような養生法なのではないのだろうか。それならばよくわかる。ならば大事なのは気功と同じ、調身、調息、調心の三要である。

まずは調身。身を調えることだ。相手の攻撃に対して適切に対処するためには、こちらの身心は十分にゆるんでいなければならない。それも上半身だけである。下半身もゆるんでしまってはへなへなになってしまう。つまり上虚下実《じょうきょかじつ》になっていなければならない。正しい姿勢ということだ。正しい姿勢によって内部エネルギーが高まってパワーアップがもたらされるというわけだ。

調息は呼気を意識することによってエントロピー(混沌)が捨てられ、自律神経のバランスが回復して攻撃のスピードがアップする。そして調心の心は沢庵宗彭《たくあんそうほう》のいう不動智《ふどうち》、いかなる誘いにも乗らず四方八方、左右と動いて一ヶ所にとどまらない心である。これによって視界は一気に開ける。柳生宗矩の問いに対し、沢庵が禅の心を剣にたとえて説いた心であるということも貴重なご縁というものだ。

かくして、剣の奥義《おうぎ》は養生の奥義とぴたりと一致するのである。長生きするわけである。さらに剣の道にこれでいいという境地はない。常に上を目指すのである。この世だけでは終らない。あの世に行ってからが勝負だ。『養生訓』の〝道を楽しむ者は命長し〟が鮮やかに蘇って来る。

## 2　美しき哉　三・七・二十一文字

中西医結合によるがん治療を旗印にした病院を開設したのが1982年11月。当初は少しでも早く、そして少しでも多く中国医学を身につけるべく、せっせと中国に通ったものである。北京とか天津で中国医学によるがん治療に関する学会や研究会が開催されることになると、北京の友人の李岩《りがん》先生からKDDを経由して電報《でんぽう》が届くのである。

当時の北京ではまだ電話が普及していなかった。まして携帯電話などは皆無だった。電報が届くと、何はともあれ押《お》っ取《と》り刀《がたな》で出かけて行くのである。中国語はからきしだったが、研究発表はスライドを使うし、それも英語か漢字であるから、よくわかる。一言も聞き洩《も》らさずとばかりに見入《みい》ったものである。

さらに、必ず本屋さんに立ち寄って、一冊、二冊買い込んだものである。そのなかに、天津《てんしん》

中医学院で編《あ》んだ『祝悠健康長寿』という本があった。訳せば

「あなたの健康と長寿をお祈りします」

という、まるで年賀状の挨拶のような題名が気に入ったのである。

題名さながら、ここには本場《ほんば》中国の養生の粋《すい》が散りばめられていた。なかでも養生の要諦として掲《かか》げられた三・七・二十一文字の美しさに圧倒《あっとう》されたものである。すなわち、

勤運動《きんうんどう》…………（運動にいそしむ）

錬気功《れんきこう》…………（気功を練習する）

節飲食《せついんしょく》…………（食事を節制する）

暢情志《ちょうじょうし》…………（心をのびやかにする）

慎起居《しんききょ》…………（慎《つつし》みのある日常）

適環境《てきかんきょう》…………（環境に合わせる）

補薬物《ほやくぶつ》…………（薬で補う）

である。何たる美しさ。この二十一文字に胸をときめかせながら、日々、それなりの養生を果たしていこうではないか。

ところで、一口に養生といっても、その内容は人それぞれで、また年令によってもその趣《おもむき》は異なるにちがいない。因《ちな》みに86歳の私の場合を列挙《れっきょ》してみると、

①勤運動。

医師の仕事は始終こまめに動いている。外来の診察室では立ち上がって患者さんを迎え入れ、坐って話を聞き、胸背の聴診《ちょうしん》を行い、立ち上がってベッドサイドで腹診《ふくしん》。また坐って説明と処方箋《しょほうせん》書《が》き。患者さんがありがとうと言って立ち上がると、こちらも立ち上がって、お大事にと。

②錬気功。

コロナ禍のために院内の道場を閉鎖する前は、一週間に12種類の気功が30教室おこなわれていて、道場を閉じてからは誰も居ない道場で毎朝太極拳を一回だけ一期一会《いちごいちえ》とばかりに

舞《ま》っている。

③節飲食。

最高の養生である晩酌は欠かせない。最後の晩餐《ばんさん》となってときめきは倍加している。その上、下半身の衰えを防ぐため牛肉を積極的に摂《と》り、昆布の出し汁は毎日摂《と》っている。

④暢情志。

晩酌を筆頭に講演、執筆、太極拳、恋心《こいごころ》とときめきのチャンスは満載《まんさい》だ。

⑤慎起居。

なんと言っても早寝早起きだ。3時半起床、5時出勤になって丸5年。毎日がいっそう充実して来た。

⑥適環境。

寒い時の薄着《うすぎ》と裸足《はだし》は貝原益軒の教えである。寒い時に温めすぎると内気が失われるという。もう何年も風邪《かぜ》知《し》らずだ。

⑦補薬物。

塩分を十分に摂るために降圧剤を飲み、酒を楽しむために痛風の薬を。

ざっとこんな具合であるが、将来、自宅の居間で晩酌をするようになった暁《あかつき》には三・七・

二十一文字を墨痕倫理《ぼっこんりんり》と書いた紙を壁に貼っておき、晩酌をしながら、これを眺めては今日の養生に思いを馳《は》せるという時間も悪くないと思ったりしているところである。

## 3　だから、死ぬのは怖《こわ》くない

人生の幸せは後半にあり。

これは貝原益軒の『養生訓』の大テーマであり、私の大好きな言葉であるが、86歳もすでに半分を超えた現在、日々味わいを深めているところである。

幸せな後半を手にするためには、何よりもナイスエイジングにつとめることである。ナイスエイジングとは、

老化と死とをそれとして認め、受け容れた上で、楽しく抵抗しながら、自分なりの養生を果たしていき、生と死の統合を目指す

と私なりに定義している。

実際、80代も半《なか》ばを過ぎて、老化も死も、ずいぶんと受け容れられて来たことはまちがいな

い。昨年、幽明界《ゆうめいかい》を異《こと》にした、わが戦友中の戦友である初代総師長の山田幸子《やまださちこ》さんが、下半身の急速な衰えを嘆《なげ》きながら、

「私、もう死にたい。先生、いっしょに死んで！」と迫《せま》って来た時も、

「まあ、…そう言うなよ…」

とやわらかく、その鉾先を躱《かわ》したものである。

死ぬことが絶対に嫌だったわけではない。場合によっては受けてもいいという気持ちがどこかにあったような気がするのだ。

ただ、ホリスティック医学もまだ道半《みちなか》ばであるし、太極拳ももう少し上達したい。ハグのお相手にも事欠《ことか》かないといった具合で、まだもうしばらくこの世に残っていたいと思っただけなのである。

また、一口に死を受け容れるといっても、人それぞれである。そこがまた楽しい。ここで同世代の何人かのお考えを紹介しよう。ただし、これは12年ほど前の「週刊朝日」の養生対談《ようじょうたいだん》からなので、70代の死生観と考えてよいだろう。

まずは落語家の立川談志《たてかわだんし》さん。食道がんの手術から回復されて間もなくの頃、死後の世界については、

「そうよなあ、誰も帰《けえ》って来た奴はいないからなあ。よほど好《よ》い処なのだろう」とした上で、がんや心筋梗塞のような有《あ》り触《ふ》れた病気では死にたくないと言う。

では、どんな病気で死にたいのか。

ふとした病気で死にたいと言う。つまり、風邪のようなちょっとした病気で死にたいというのである。いかにも談志さんらしい、ほのぼのとした風情《ふぜい》ではある。

エッセイストの小沢昭一さんは

女房に手を握《にぎ》られて死ねれば十分。

と言う。

すでに女房に先立たれている私には決して叶《かな》えられない相談だが、なんて、幸せな人だろう。といささか羨《うらや》ましくなる。

そして、作家で俳優の筒井《つつい》康隆《やすたか》さんは、未練《みれん》があるとすれば、今書いている小説だけで、現世に未練はない。

と言い切っている。『養生訓』のなかで貝原益軒のいう人生の三楽の一つ、道を行い、善を楽しむ。

を地《じ》を行《い》っている感じである。一介の職業人として身につまされる話ではある。
草笛光子《くさぶえみつこ》さんは、あと10年は燃えていたい。と言い、
野際陽子《のぎわようこ》さんは、一番の目標は死なないこと。
と言う。女性のお色気《いろけ》の発端《ほったん》はこの世に執着する心にあるようだ。
そして最後は漫画家の東海林《しょうじ》さだおさん。
あの世でも居酒屋で一杯やりたい。
と言う。うん。わかる、わかる。

## 4　音曲《おんぎょく》は体《たい》なり　風情は用《ゆう》なり

前でもふれたが、詳しく伝えたい。
室町初期の能役者《のうやくしゃ》にして能作者《のうさくしゃ》の世阿弥《ぜあみ》には20冊ほどの著書があるという。その最初の著作である『風姿花伝《ふうしかでん》』にある、
音曲は體《たい》なり、風情は用《ゆう》なり。

の一行に、いつの頃のことか惹かれたのである。

用をゆうと読むところが初耳だったので、さっそく『広辞苑』を引いてみた。

よう【用】④（古くはユウと読む）芸術論などで、体《たい》が作用の本源《ほんげん》を意味するのに対して、

その作用。働きとして存在すること、また働かせること。至花道《しかどう》「能に体・用《ゆう》の

事を知るべし。体は花、用は匂《におい》のごとし」

とあるではないか。

『至花道』とはやはり世阿弥の著作の一つで、能には体《たい》と用《ゆう》という二つの要素《ようそ》のあることを心得えなくてはいけないと言うのである。つまり、風情すなわち音曲に合わせて動く、おもむきのある所作《しょさ》は作用そのものであると言うのである。

私自身は能については縁無き衆生《しゅじょう》であるが、父親が謡曲《ようきょく》を趣味にしていたので、耳だけではあるが謡曲に親しみを感じていたのと、太極拳の楊名時《ようめいじ》先生が何処かまったく覚えていないが、とある能楽堂《のうがくどう》で太極拳を舞ったのを拝見したことがあるのだ。その時の楊名時先生の太極拳の、それこそ風情が今もって目に焼き付いているのである。

能とのお付き合いとなると、このようにごく浅いものなのであるが、それでも、

音曲は体なり、風情は用なり、

の一行に接したとき、何かほのぼのとした気持ちになったのである。そこで、ごく自然に、わが生涯の道であるホリスティック医学に思いが行ったというわけである。

ホリスティック医学はご承知のように、体・心・命の一体となった人間まるごとをそっくりそのままとらえる医学であるが、まだ一つの方法論というのものを手にしてはない。

そこで、

①体にはたらきかける方法。

②心にはたらきかける方法。

③命にはたらきかける方法。

の中からその患者さんに合った戦術《せんじゅつ》を選び出して、個性的な戦略《せんりゃく》を組み立てているのが現状である。

そこで、音曲は体なりを理解した途端、わがホリスティック医学の〝体〟はこの個性的戦略であると閃《ひらめ》いたのである。これはすんなりと腑《ふ》に落《お》ちた。では〝用〟は何処に？これもすぐに閃いた。それは、

患者さんと治療者が寄り添い合うことである

と。

私はかなり以前から、治したり癒したりはある種の方便《ほうべん》であって、医療の本質は患者さんと治療者が心から寄り添い合うことであると考えるようになっていたのである。だから寄り添い合うことこそ〝用〟であると瞬時に閃いたのである。強力な援軍《えんぐん》も現われた。『思想としての「医学概論《いがくがいろん》」』（高草木光一編。岩波書店）である。

儚《はかな》い、無価値の存在としての人間同士《どうし》が互いに寄り添い合うための行為として医学や医療を位置づけ直せば………

人間存在の根底にかかわる悲しみや苦しみは、結局相互的な行為のなかでしか癒されることはないからです。

と。医療とは相互的な行為なのです。また、ほのぼのとしてきたようです。

## 5　医者冥利《みょうり》に尽《つ》きる

この四月で、がん治療の現場に身を置いて62年目に入った。感慨も一入《ひとしお》といったところではあるが、じつに多くの患者さんと知り合い、これまた、じつに多くの患者さんの病に対する姿勢に感動させられて来た。思い出すままに挙げてみよう。

60代の公務員の男性。右側頸部《そくけいぶ》の悪性黒色腫《あくせいこくしょくしゅ》の手術をうけたあと、再発を防ぐべく私のところへやって来た。漢方薬と楊名時《ようめいじ》太極拳《たいきょくけん》で再発を防ぎたいと言い、太極拳はすでに都内の道場に入門したので、

「漢方薬も是非、先生のところでお願いしたい」

と言う。術後の経過のチェックは手術を受けた病院で行っているので、こちらでは診察をして、漢方薬を処方するだけである。

いつも変らぬ態度で淡々としてやって来る。再発の気配の無いまま5年が経過する。

「5年ですね。卒業なさいますか？」

「いえ、太極拳もまだ道半《みちなか》ばですので、もうしばらく、このまま続けさせて下さい」

と。そして10年と少し経《た》った頃、「先生、おかげさまで、太極拳の師範《しはん》になりました。ここで卒業させていただきたいと思います」

「えっ！師範に！おめでとう。では卒業式といきましょう」

と。その後はまったく音沙汰なし。

便りのないのは良い便り。とばかりに、すっかり安心である。

次は70代の女性。膵《すい》がんの術後再発。専門病院で手術を受け、術後に所定の抗がん化学療法を行うも、術後1年6ヶ月で腫瘍マーカーのCA19－9が55と高値。PET／CTで腹部大動脈の周囲のリンパ節転移を認める。

2021年5月、前回と異なる化学療法を開始する前日に本クリニック初診。抗がん剤と併用して免疫力を高めるための代替療法を希望。さっそく、黄耆《おうぎ》、女貞子《じょていし》、白朮《びゃくじゅつ》、寄生《きせい》、霊芝《れいし》、薏苡仁《よくいにん》、米《まい》、何首烏《かしゅう》、墨旱蓮《ぼっかんれん》という漢方薬を処方する。

2021年8月、抗がん化学療法を6回終了したところで、CA19－9が34、9月には22と下降して喜んでいたところに、12月に肝機能のGOT：92、GPT34。化学療法による肝障害と診断して、抗がん化学療法を一旦中止。

2022年3月。肝臓と大動脈の間にリンパ節転移を認め、抗がん化学療法を内容を変えて再開。CA19－9が34と一旦下降するも5月には44と再上昇。ここで、漢方薬はそのまま続けながら、5月に免疫活性が飛びぬけて高いサプリメント「11・1」を処方。CTでは不変なるも、6月にはCA19－9が99に上昇。7月には72と一旦下降するも再び上昇して100代に。

ここで「11・1」を増量するも、以後6ヶ月間はCA19－9が100代後半と高価安定。それにしてもご主人さんに付き添われて2週間毎にやって来る。いつも名前を呼ばれるとご主人さんより先に、にこにこしながら診察室に入って来る。愚痴ひとつこぼさない。

「食事はとれていますか？」

「はい。抗がん剤の注射のあとは少し気分が悪くなりますが、一週間もすると、普通に食べられます」

といった具合で、身嗜《みだしな》みも小綺麗《こぎれい》にしていて、とても重病人には思えない。

「いやぁ、よく頑張っていますね。…いつも尊敬していますよ…」

「いやぁ…」と静かに笑っている。

ところが先日、「先生！私、太極拳を始めました」

と。すばらしい。医者冥利に尽きるとはこのことだ。

## 6　あの顔は生命の溢れ出ている顔だ

五月になって、わが気功道場が再開。と同時に朝礼が復活。どちらも三年ぶりである。なにか肩の荷が下りたような、ほっとした気持ちになって朝礼に臨《のぞ》んだものである。第一月曜日の朝8時30分。場所は再開したばかりの気功道場。一堂に会した皆さんもどこかうれしげだ。

復活第二回目の朝礼の情景の一端を紹介したい。人数は数えたわけではないのでわからないが、向かって左側の方には看護師さんたちが整然《せいぜん》と列を作っている。右側の方はその他の職種の方々が三三五五、自由な位置取りである。ただ皆さん、一冊の本をかかえている。まだ出版されたばかりの拙著、

『人生100年時代を楽しく生きる　帯津式養生12か条』（春陽堂書店）

である。新刊が出ると朝礼の際、皆さんにお配りするようにしているのである。

8時20分すぎに道場に入り、演者席に近い処で待機しているわずかな時間のなかで、開院当初のいくつかの情景が走馬灯のように浮かんで来た。

情景その①：ある時、開業資金を提供してくれることになった銀行の方が設計図を持って訪ねて来た。気功道場の部分を指差して、

「これは何の部屋ですか？」

と問うてきた。

「これは気功の道場です」

と答えると、

「先生ねぇ、借金は一銭でも少ないほうがいいのです。診療に関係のないものは省略して下さい」

と来たものである。そこで、

「この道場のために私は開業するのです。これが駄目なら、開業はしません」と。彼はあわてて道場の存在を許してくれたのである。わずか24畳の道場の誕生《たんじょう》である。

情景その②：養生塾を開くことになり、塾生を募集することになった。新聞の折込広告の助けを借りたところ、効果は抜群。50名を募集したのに70名を超える塾生が集まったのである。

全員入塾していただくことになった。嬉《うれ》しい悲鳴《ひめい》である。ところが、これが本当の悲鳴になったのである。

当時は48畳敷と開院当初の二倍の広さになっていた道場が狭《せま》すぎるのである。立ったままで、あるいは坐ったままで移動せずにできる功法ならなんとか全員が一度にできるのであるが、太極拳のように大きく移動する功法ともなると、とても一度にはできないのだ。そこで二チームに分け、一チームが練功しているときはもう一チームはお休みして、これを見学するという形をとることになったのである。

情景その③：こうして他人様《ひとさま》の練功風景をじっくり眺めるチャンスが増えて来ると、これはこれで多くの気付きを与えてくれるものである。20年以上の経験者もいれば、今回が初めてという人もいるのである。動きがチームとして揃《そろ》うわけがない。動きはばらばらである。

それでも決して醜《みにく》くはないのだ。太極拳はマス・ゲームではない。套路《とうろ》に沿って己《おのれ》の道を築いていけばよいのである。

さらに、しばらく続けて観《み》ているうちに、練功中の皆さんの顔がじつに良くなっているのに気付いたのである。これは練功によって生命《いのち》が溢れ出ている顔なのだ。そして思い出したのは今でも敬愛して止まない仏教学《ぶっきょうがく》の鎌田茂雄《かまたしげお》先生の、

太極拳は形ではありませんよ。生命が溢れ出ればいいのです。

という言葉である。あれは生命の溢れ出ている顔なのだ。以て冥《めい》すべしとはこのことだ。

［本書は日本地主家主協会の機関誌「和楽」に２０１４年１月号から２０２３年12月号まで好評連載した「凛として生きる～ダンディズム」のなかから抜粋した文章です］

著者紹介

## 帯津 良一（おびつ りょういち）

1936年埼玉県生まれ。東京大学医学部卒業。医学博士。帯津三敬病院名誉院長。1961年東京大学医学部第三外科に入局、その後、都立駒込病院外科医長を経て、1982 年、埼玉県川越市に帯津三敬病院を設立、院長となる。2004 年には東京・池袋に代替療法を実践する帯津三敬塾クリニックを設立。現在は名誉院長。西洋医学に中国医学や代替療法など様々な治療法を融合し、総合的な「ホリスティック医学」を実践、がん治療にあたる。講演・執筆活動を通して気功や太極拳を普及・実践し、心と体と命をまるごととらえる人間洞察のホリスティック医学の確立を目指している。日本ホリスティック医学協会名誉会長。日本ホメオパシー医学会理事長。

著書に、『八十歳からの最高に幸せな生き方』『不良養生訓』『大往生の養生力』（共に青萠堂）『健康問答』（五木寛之氏との共書/ 平凡社）、『がん「余命宣告」でも諦めない』（毎日新聞社）、近著に『1日1分からはじめる65歳からのらくらく呼吸法&気功 』（現代書林）ほか多数。

カバーデザイン　U・G・サトー
カバーレイアウト
本文デザイン　青鹿　麻里

# 87歳《さい》の私《わたし》が明《あ》かす
# 衰《おとろ》えない処方箋《しょほうせん》

2024年1月26日　第1刷発行

著　者　帯津《おびつ》 良一《りょういち》
発行者　尾嶋 四朗
発行所　株式会社 青萠堂

〒166-0012　東京都杉並区和田1丁目59-14
Tel　03-6382-7445
Fax　03-6382-4797
印刷 / 製本　中央精版印刷株式会社


ISBN978-4-908273-33-9 C0047

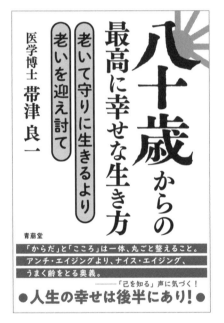